AF306246

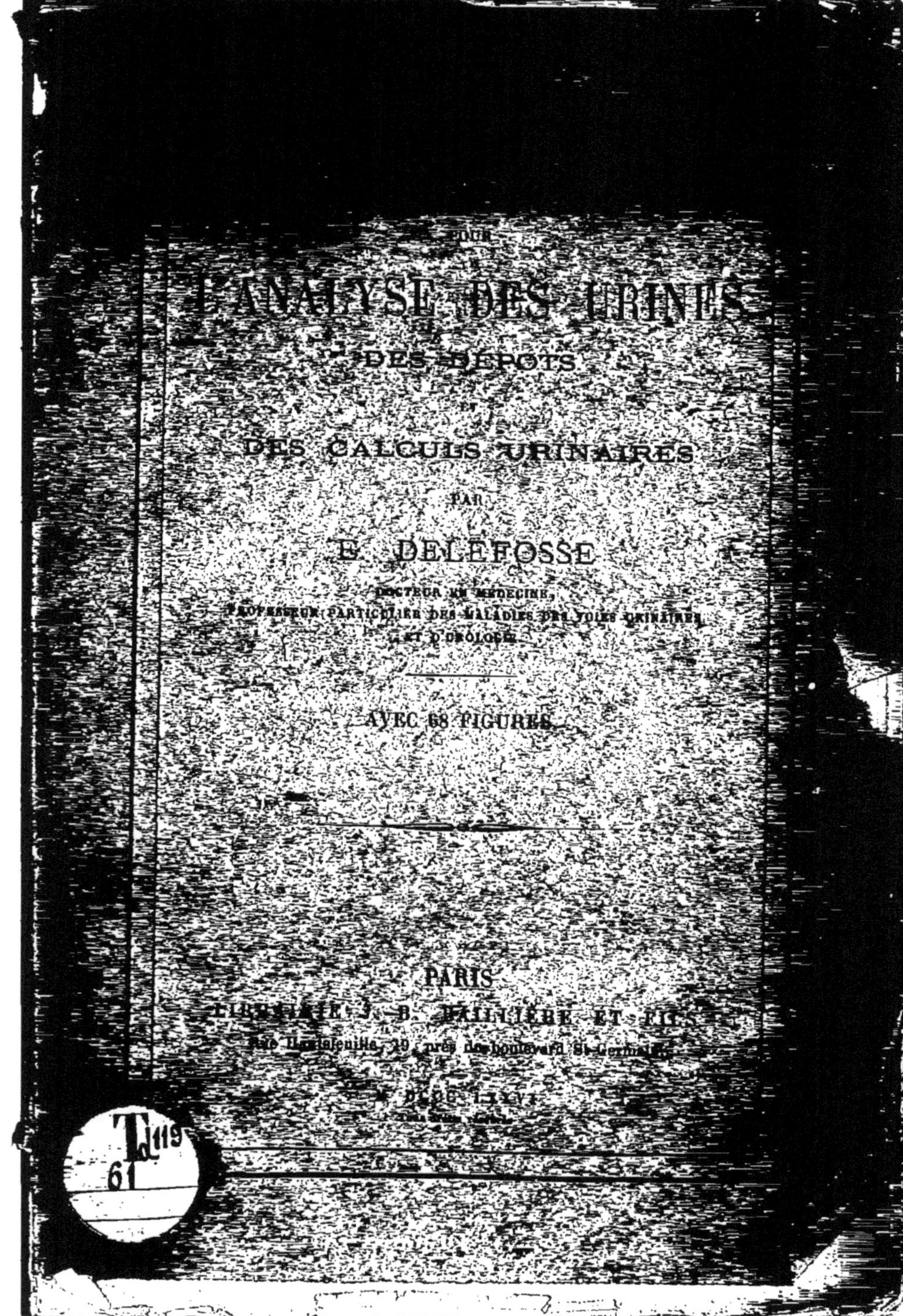

L'ANALYSE DES URINES
DES DÉPÔTS
ET
DES CALCULS URINAIRES
PAR
E. DELEFOSSE
DOCTEUR EN MÉDECINE,
PROFESSEUR PARTICULIER DES MALADIES DES VOIES URINAIRES
ET D'UROLOGIE
AVEC 68 FIGURES
PARIS
LIBRAIRIE J.-B. BAILLIÈRE ET FILS
Rue Hautefeuille, 19, près du boulevard St-Germain

PROCÉDÉS PRATIQUES

POUR

L'ANALYSE DE L'URINE

DES DÉPOTS URINAIRES

ET DES CALCULS

DISPENSAIRE

POUR L'ENSEIGNEMENT ET LE TRAITEMENT

DES MALADIES DES VOIES URINAIRES

2, rue des Poitevins, 2

(PRÈS LA PLACE St-ANDRÉ-DES-ARTS).

Les mardis, jeudis et samedis à midi.

Les mardis et jeudis, clinique.

Les samedis, les élèves sont exercés aux manipulations micro-chimiques pour l'analyse des urines.

Les malades sont reçus aux mêmes jours et à la même heure.

Leçons particulières d'urologie tous les jours de 2 à 4 h. au dispensaire.

PROCÉDÉS PRATIQUES

POUR

L'ANALYSE DES URINES

DES DÉPOTS

ET

DES CALCULS URINAIRES

PAR

E. DELEFOSSE

DOCTEUR EN MÉDECINE,
PROFESSEUR PARTICULIER DES MALADIES DES VOIES URINAIRES
ET D'UROLOGIE.

AVEC 68 FIGURES.

PARIS

LIBRAIRIE J.-B. BAILLIÈRE ET FILS
Rue Hautefeuille, 19, près du boulevard St-Germain.

M DCCC LXXVI

A

M. LE DOCTEUR CAUDMONT

Hommage respectueux de son élève dévoué

E. DELEFOSSE.

Dès la plus haute antiquité les médecins se sont préoccupés des modifications et des altérations que subissent, dans les maladies, les principes normaux de l'urine, et des principes anormaux qu'on y rencontre; ils ont cherché dans la constatation de ces modifications un élément sérieux de diagnostic. Mais le peu de ressources qu'offrait aux praticiens l'état des sciences chimiques chez les anciens fit bientôt tomber l'examen des urines dans les mains des empiriques et des charlatans ; et cette étude, par laquelle ces derniers prétendaient diagnostiquer toutes les maladies, fut délaissée même par les médecins disposés à en reconnaître l'utilité au moins pour le diagnostic d'un certain nombre.

Il était réservé à la science moderne de reprendre cette question, et de dégager et compléter, à l'aide de l'analyse chimique et de l'examen microscopique, les notions dignes d'entrer, avec le concours des autres symptômes, dans la formation sérieuse du diagnostic.

Dans ces derniers temps, des traités nombreux et excellents sur la matière ont paru. Mais ils sont généralement volumineux, très-détaillés, coûteux et exigent de la part de ceux qui doivent y recourir des connaissances chimiques assez étendues.

Il nous a donc semblé qu'un précis pratique, qui contiendrait, pour la constatation de chaque principe normal ou anormal des urines, un procédé simple et efficace, ne serait pas inutile aux praticiens des villes et, plus encore, à la classe nombreuse des médecins de la campagne, si souvent privés des ressources les plus précieuses, surtout en matière d'analyse chimique, pour l'exercice de leur art.

Aucune théorie ni appréciation pathologique : après avoir examiné tous les procédés connus pour l'analyse quantitative de chaque principe, nous avons choisi parmi ces procédés celui qui, tout en donnant pour ce principe des appréciations aussi exactes que le comportent des analyses de cabinet, permet de n'employer que des instruments simples ou des solutions titrées, faciles à se procurer et d'un coût modique ; tel est le but de ce modeste livre.

Nous serons heureux si ces quelques pages, résumé de l'enseignement donné à notre clinique aux élèves qui la fréquentent, peuvent être utiles aux praticiens éloignés de Paris, qui ne peuvent donner qu'un temps restreint aux analyses de ce genre, et vulgariser cette branche de la chimie médicale, auxiliaire des plus importants pour le diagnostic et le traitement des maladies.

Parmi les ouvrages que nous avons consultés, nous devons une mention spéciale au livre de Lionel Beale, « de l'urine, des dépôts urinaires et des calculs » que la traduction de MM. Olivier et Bergeron a popularisé en France. Grâce à l'obligeance de mes éditeurs j'ai pu emprunter diverses figures au travail du savant médecin de King's collége.

Dr DELEFOSSE.

Paris, 1876.

RÉSUMÉ DE L'ANALYSE

Espace de temps entre l'analyse et le moment de l'émission.

	URINE NORMALE	URINE ANALYSÉE
Couleur.	—	—
Odeur.		
Transparence.	Pour 1000 grammes.	Pour 1000 grammes.
Quantité approximative dans les 24 heures.		
Densité	1018	
Réaction	Acide.	
Eau	978ᵍ,40 à 980ᵍ	
Matières solides	39ᵍ,60 à 43ᵍ,50	
Urée.	17ᵍ,50 à 18ᵍ,30	
Acide urique..	0,31 à 0,38	
Albumine.	»	
Glycose	»	
Bile	»	
Sang.	»	
Chlorure de Sodium . . .	5ᵍ à 5,55	
Acide phosporique total. .	1ᵍ à 1ᵍ,60	
— — des phosphates alcalins.	0,25 à 0,33	
— — des phosphates terreux.	0,36 à 0,64	
Acide sulfurique	0,93 à 1,40	
Ammoniaque	»	
Produits accidentels. . .	»	
Dépôts urinaires	»	

INSTRUMENTS ET RÉACTIFS NÉCESSAIRES POUR L'ANALYSE

1 petite balance.
1 microscope.
6 tubes à expérience avec ratelier, fig. 1, pl. III.
1 lampe à alcool modèle ordinaire, fig. 5, pl. III.
1 bain-marie, fig. 2, pl. III.
Urinomètre et éprouvettes à pied, fig. 8, pl. III.
6 verres à expériences de différentes grandeurs, fig. 9, pl IV.
2 agitateurs en verre, fig. 9, pl. IV.
1 flacon laveur, fig. 10, pl. IV.
Des filtres, fig. 11, pl. IV.
1 burette de Mohr, fig. 14, pl. IV.
Pipettes graduées, fig. 14, pl. IV b.
Verres gradués, fig. 14, pl. IV a.
Tube gradué d'Esbach.
1 petite capsule de platine.
Alcool à 83°.
Potasse 1,060.
Acide chlorhydrique 1,20.
Acide nitrique 1,20.
Solution d'hypobromite de soude, page 19.
    — d'azotate d'argent, page 26.
    — de chromate de potasse, page 25.
    — d'acétate d'urane, page 27.
    — d'acétate de soude, page 27.
    — de chlorure de baryum, page 29.
    — de ferro-cyanure de potassium, page 28.
    — phéniquée de Méhu, page 33.
Préparation de la liqueur de Fehling suivant Hager, page 36.

GÉNÉRALITÉS

L'urine doit toujours être examinée, autant que possible, dans les 4 ou 5 heures qui suivent l'émission : quelquefois il est nécessaire de l'examiner de nouveau 24 heures après.

Quantité d'urine à employer. — Si l'on examine des échantillons de la même urine émis à différents moments de la journée on n'obtient pas les mêmes chiffres quantitatifs pour les principes normaux : donc le désidératum pour rendre l'analyse aussi exacte que possible serait d'opérer sur la masse totale de l'urine rendue dans les 24 heures : le malade comptant à partir d'une heure quelconque de la journée jetterait l'urine émise à cette heure, recueillerait les autres émissions, et le lendemain, à la même heure, urinerait et ajouterait le produit au liquide total : on aurait ainsi réellement les urines de 24 heures.

Mais ce désidératum est, pour ainsi dire, impossible à atteindre, même lorsque l'on veut faire des expériences sur soi-même ; on a donc pris l'habitude d'opérer sur une quantité moyenne d'urine 200 à 300 gr. et de prendre les résultats par rapport à 1000 gr. ; c'est ce que nous avons fait pour nos analyses.

Il faut avoir bien soin d'agiter l'urine dans le vase qui la renferme avant d'en prendre un échantillon, afin d'avoir les principes qui entrent dans les dépôts.

Préliminaires. — L'urine est transvasée dans une éprouvette graduée assez large ; on laisse reposer 3 ou 4 heures puis on remarque sa coloration soit par transparence soit à la lumière transmise ; on examine son odeur, sa transparence, s'il y a des nuages et un dépôt.

Coloration. — La couleur de l'urine normale est jaunâtre plus ou moins foncée : elle peut varier depuis le jaune presque blanc jusqu'au brun rouge presque noir : nous ne citerons que pour mémoire les urines bleues.

Cette coloration est assez importante à étudier, car, d'après les recherches les plus récentes, elle est généralement en rapport avec la destruction plus ou moins grande des globules sanguins.

Les urines fiévreuses sont foncées, les urines anémiques sont pâles.

On a donné au pigment urinaire le nom d'urohématine. Nous en reparlerons à l'article consacré à la matière colorante de l'urine.

Au début de l'analyse, on se rend compte seulement de l'intensité plus ou moins grande de la coloration.

Odeur. — A l'état physiologique l'urine a une odeur suigéneris appelée odeur urineuse. — On peut déjà avoir quelques points de diagnostic dans l'odeur de l'urine.

L'urine sucrée a une odeur alcoolique. Dans quelques affections des reins, elle a une odeur gangréneuse.

L'odeur ammoniacale existe souvent dans les affections des voies urinaires.

Tout le monde sait que quelques substances médicamenteuses donnent une odeur spéciale à l'urine.

Transparence. — Les urines n'ont pas le même aspect quand elles viennent d'être émises, ou après le refroidissement : il faut donc les examiner dans les deux cas. — Les urines acides, d'une densité 1025 environ, se troublent par le refroidissement.

D'autres urines qui sortent troubles de la vessie deviennent claires après un repos plus ou moins long.

Les urines alcalines à l'émission ont souvent une couleur blanchâtre qui leur a fait donner le nom d'urines jumenteuses : par le repos ils se dépose des phosphates, et elles s'éclaircissent.

Nuages. — Dans l'urine normale se forment par le repos deux sortes de nuages qui n'ont pas la même situation dans le liquide : le supérieur qui est près de la surface du liquide est appelé nuage proprement dit, et formé de mucus pur ; l'autre appelé *énéorème* se tient au milieu ou au tiers inférieur du liquide, il contient du mucus et des sédiments en cristaux.

A la surface du liquide se forme, lorsque les reins sont malades ou troublés dans leurs fonctions, une péllicule très-mince, composée tantôt de phosphate ammoniaco-magnésien, tantôt et surtout de matière graisseuse qui se reconnaît facilement au microscope. Elle est soit à l'état moléculaire, soit à l'état huileux, soit à l'état cellulaire.

Dépôts. — Il est quelquefois nécessaire d'avoir une assez grande quantité d'urine pour obtenir un dépôt : il faut toujours avoir soin de se rendre compte du volume du dépôt par rapport à celui de l'urine employée.

Un moyen très-simple d'obtenir ce rapport, lorsque le dépôt n'est pas considérable, consiste à prendre 2 tubes soudés bout à bout et d'un diamètre différent, le supérieur gradué en centimètres cubes, l'inférieur en millimètres cubes. Pour examiner un dépôt, il suffit d'aller le chercher au fond du vase qui le renferme avec une pipette ; on introduit la pipette bouchée à l'extrémité supérieure avec le doigt ; quand l'extrémité inférieure est arrivée au fond du vase, on laisse monter quelques gouttes du dépôt en débouchant légèrement l'orifice de la pipette ; on rebouche et on retire. Si l'on veut faire l'analyse microscopique une goutte est placée sur un porte objet et recouverte d'une lamelle de verre s'il doit être nécessaire d'ajouter une goutte d'acide.

Lorsque le dépôt est en petite quantité, on retourne la fiole contenant le liquide, et il se dépose sur le bouchon.

Un microscope donnant un grossissement de 200 à 400 diamètres est très-suffisant. — Avec un grossissement de 400 diamètres, on distingue les spermatozoïdes : un grossissement de 200 diamètres suffit parfaitement pour les recherches courantes.

Une bonne méthode consiste à examiner d'abord au microscope quelques corps étrangers qui peuvent se rencontrer dans le champ de l'instrument pendant les recherches (fil de lin, de coton, etc.) ; ceux qui débutent éviteront ainsi de prendre par ex., pour des tubes rénaux, des fils de cotons laissés sur le porte objet en l'essuyant. Pl. V, fig. 15.

Il vaut mieux essuyer les verres du microscope avec un pinceau ordinaire qu'avec du linge ; il doit toujours être tenu sous cloche dans les moments où on ne s'en sert pas.

Réaction. — Le papier de tournesol est le moyen le plus simple pour reconnaître l'alcalinité ou l'acidité de l'urine ; si le papier bleu rougit, on a une urine acide ; au contraire, le papier restant bleu ou étant ramené au bleu, après avoir été rougi, l'urine est alcaline ; si en se servant d'un papier rouge et d'un papier bleu il n'y a pas de réaction, on dit l'urine neutre.

Lorsqu'on examine la réaction de l'urine, il faut bien tenir compte du temps qui s'est écoulé depuis son émission ; d'un autre côté, si l'urine est alcaline, il faut examiner si cette alcalinité est due à un alcali volatil (carbonate d'ammoniaque) ou à un alcali fixe (carbonate de soude ou phosphate de soude) ; dans le premier cas, le papier rouge, qui était devenu bleu au contact du liquide, reprend sa couleur rouge après avoir été exposé à l'air quelques instants ou après une légère élévation de la température ; dans le deuxième cas, il reste bleu.

Il vaut mieux se servir de papier de coloration intense, franchement bleu ou rouge, que de papier neutre ; plus le papier réactif est mou, plus il est sensible en général ; il doit être conservé à l'abri de l'air.

Densité. — La manière la plus simple de connaître la densité d'une urine est de se servir d'un petit appareil qu'on appelle urinomètre, qui a la forme d'un densimètre. Deux points importants sont à considérer, soit pour sa construction, soit pour la manière de s'en servir. En effet, lors-

qu'on a affaire à des liquides d'une grande densité, la tige
de l'instrument dépasse de beaucoup le niveau du liquide,
et son poids tend à enfoncer davantage l'urinomètre. D'un
autre côté, le liquide devient plus dense à mesure que l'on
passe des couches supérieures aux couches inférieures. Par
conséquent, comme le dit parfaitement Beale : « pour qu'un
« urinomètre soit bon, il est nécessaire que les degrés *di-*
« *minuent* en longueur à mesure que l'on va de l'extrémité
« supérieure à l'extrémité inférieure de la tige de l'instru-
« ment. » Quand à son mode d'emploi, il faut avoir soin de
mettre le liquide dans une éprouvette assez large pour qu'il
y ait entre ses parois et celles de l'urinomètre, dans toutes
les directions, une distance d'au moins un centimètre ; sans
cela les bords de l'instrument se colleraient aux parois du
contenant et l'on aurait une mesure inexacte.

Voici comment on doit opérer :

Il faut avoir soin de verser l'urine doucement dans
l'éprouvette penchée en faisant suivre au liquide les parois
de cette éprouvette, afin d'éviter la formation de la mousse ;
il faut employer une quantité d'urine telle que le densimètre
introduit ne fasse pas déborder le liquide.

Plonger doucement l'instrument et peu à peu jusqu'à ce
qu'il ne s'enfonce plus de lui même et le faire plonger seulement un degré ou deux en plus du point d'affleurement, en
appuyant dessus légèrement ; il faut éviter de le faire plonger trop profondément, car l'urine se collant à la tige dans
toute l'étendue immergée augmenterait le poids de l'instrument.

Les urinomètres sont gradués à la température de quinze degrés centigrades. La correction à faire par suite de la température de l'urine se trouvant au-dessous ou au-dessus de 15°,
repose sur ce principe qu'il faut augmenter ou retrancher un
millimètre par 3°, au chiffre obtenu, suivant que la température est plus forte ou plus faible que 15°. Exemple : 1°
On trouve une densité de 1035 à 21°, on aura comme densité

réelle 1037. 2° On trouve une densité de 1035 à 9°, on aura comme densité réelle 1037 (1). M. Bouchardat a dressé les tables suivantes :

(1) Dans le bulletin de thérapeutique du 30 nov. dernier, M. le Dᵉ Duhomme signale un fait nouveau qu'il a remarqué : « Si, après avoir lu la graduation sur le densimètre, on remplit le tube à expérience avec de l'urine au moyen d'un compte goutte jusqu'à faire déborder, au moment de cette extravasation du liquide, l'instrument s'enfonce et en retirant de nouveau du liquide, la graduation ne se trouve plus celle lue en premier lieu et il est impossible de la retrouver. »

TABLE DE CORRECTIONS

Pour une urine non sucrée par rapport à la température.

RETRANCHER DU DEGRÉ OBTENU.		AJOUTER AU DEGRÉ OBTENU.	
Température.		Température.	
0	0,9	15	0,0
1	0,9	16	0,1
2	0,9	17	0,2
3	0,9	18	0,3
4	0,9	19	0,5
5	0,9	20	0,9
6	0,8	21	0,9
7	0,8	22	1,1
8	0,7	23	1,3
9	0,6	24	1,5
10	0,5	25	1,7
11	0,4	26	2,8
12	0,3	27	2,3
13	0,2	28	2,5
14	0,1	29	2,7
15	0,0	30	3,0

TABLE DE CORRECTIONS

Pour une urine sucrée par rapport à la température.

RETRANCHER DU DEGRÉ OBTENU.		AJOUTER AU DEGRÉ OBTENU.	
Température.		Température.	
0	1,3	15	0,0
1	1,3	16	0,2
2	1,3	17	0,4
3	1,3	18	0,6
4	1,3	19	0,8
5	1,3	20	1,0
6	1,2	21	1,2
7	1,1	22	1,4
8	1,0	23	1,6
9	0,9	24	1,9
10	0,8	25	2,2
11	0,7	26	2,5
12	0,6	27	2,8
13	0,4	28	3,1
14	0,2	29	3,4
15	0	30	3,7

BOUCHARDAT.

DÉTERMINATION DU POIDS TOTAL DES MATÉRIAUX SOLIDES CONTENUS DANS L'URINE.

La densité de l'urine ayant été obtenue le plus exactement possible, il suffit de multiplier les deux derniers chiffres de ce nombre par 2, 2 pour avoir approximativement la proportion de matériaux solides.

Ex. : Soit 1030 la densité trouvée, $30 \times 2, 2$ donnera le poids cherché des matériaux solides contenus dans 1000 grammes d'urine, c'est-à-dire 66 grammes.

Dans une urine normale, nous devons avoir pour les 24 heures $2, \dfrac{2 \times 18 \times 1250}{1000} = 49^g 50$.

Eau. — Etant donné une quantité d'urine du volume de 1250 centimètres cubes, et sa densité 1018, par exemple, il est facile de calculer le poids de l'eau contenue dans cette urine. En effet, ce poids sera représenté par celui du liquide total P moins le poids des matériaux solides p. Or, on a P $=$ V D, c'est-à-dire dans le cas présent, P $= 1250 \times 1018 = 1272^g 50$.

P $-$ p $= 1272^g 50 - 49,50 = 1223^g 00$.

PRINCIPES NORMAUX

URÉE.

L'Urée, étant très-soluble, ne se rencontre jamais en sédiment. Elle ne peut se doser que par une analyse. Nous allons prendre comme le plus simple procédé celui de M. Esbach, qui est basé sur la décomposition de l'urée en eau, acide carbonique et azote, au contact à froid de l'hypobromite de soude.

Description de l'appareil. — On emploie un tube fermé

d'un côté et gradué en dixièmes de centimètre cube : celui recommandé par M. Esbach est construit ainsi : tube de 9 à 10^{mm} de diamètre, ayant une longueur telle que la capacité soit de 28^{cc}; la graduation commence par le fond du tube placé en bas, et de dix en dix divisions s'échelonnent les nombres 10, 20, 30, etc., jusqu'à 160 au moins. A la moitié du tube, c'est-à-dire à la cent quarantième division, le trait est prolongé circulairement de manière à être toujours en vue.

Réactif bromé :

Eau filtrée de rivière................	100^{cc}.
Lessive de soude (dite des savonniers).	40^{cc}.
Brôme............................	2^{cc} ou 6^{g}.

Mesurer ces divers liquides avec soin.

Les vapeurs de brôme étant épaisses et très-irritantes, voici comment il faut opérer pour préparer cette solution : Dans une petite éprouvette, graduée par c.c., on verse de l'eau jusqu'au trait 10, par exemple; puis, en se tenant près d'une croisée ouverte, on verse rapidement le brôme jusqu'à ce que le niveau de l'eau soit monté à 12. Le brôme est tombé au fond : nous versons d'un coup dans le flacon à réactif, qui contient déjà la lessive de soude et l'eau. Celle-ci, bien entendu, n'est représentée que par 90^{cc} que nous complétons à 100 par l'addition des 10^{cc} de l'éprouvette.

On agite et laisse déposer, mais on ne filtre pas; ce réactif se conserve assez bien, surtout à l'obscurité; en tous cas, si avec le temps la belle couleur jaune d'huile d'olive s'affaiblissait, on pourrait la renforcer en ajoûtant du brôme. On doit faire cette opération tous les mois.

Manuel opératoire. — De la main gauche tenez l'uréomètre un peu incliné (fig. 1). Vous introduisez dans le tube 7 centimètres cubes de réactif soit à l'aide d'une pipette graduée, soit, mais moins bien, en versant directement dans le tube jusqu'à la division 70. Par-dessus le réactif, et tenant le tube à peu près droit, vous versez doucement, à l'aide d'un verre à bec, de l'eau jusqu'au voisinage du repère 140 que nous avons déjà signalé.

Vous attendez un peu avant de lire (fig. 2), et quand le niveau du liquide (ligne concave inférieure) a cessé de s'élever, vous notez le chiffre, en tenant compte des fractions de division. Ainsi le niveau tombe entre 138 et 139, mais vers le tiers inférieur de cet intervalle; lisez alors 138,3. Mais vous allez opérer sur 1 centimètre cube d'urine; vous écrivez donc sur le papier ou l'ardoise 138,3 + 10, c'est-à-dire 148,3.

Ainsi, avant d'ajouter l'urine, vous lisez le niveau et l'*inscrivez en comptant* 10 *de plus*.

Il s'agit maintenant d'introduire l'urine. Pour cela, ayez une petite pipette graduée pour 1 ou 2 centimètres cubes. Plongeant l'extrémité de la pipette dans l'urine, vous en aspirez une certaine quantité que vous repoussez immédiatement; vous aspirez de nouveau, vous repoussez encore, et ainsi deux ou trois fois, de manière à rincer par ce va-et-vient la pipette avec le liquide même qu'il s'agit de puiser. Sans cette petite précaution, on laisserait dans la pipette les gouttelettes restées d'une opération antérieure.

Vous retenez enfin le centimètre cube réglementaire et l'introduisez dans l'uréomètre (fig. 3) en soufflant un peu pour bien chasser le liquide.

Vous n'avez plus besoin de lire cette fois, puisque tout à l'heure vous avez compté 10 en plus.

Aussitôt l'urine ajoutée, vous fermez le tube avec le pouce (fig. 4) armé d'un doigtier de caoutchouc dont on a coupé l'extrémité. Au lieu d'une pipette, on peut mesurer d'avance le centimètre cube et le mettre immédiatement après avoir versé l'eau, de manière à ce que le contact de l'urine avec l'hypobromite n'ait bien lieu qu'après le tube bouché; sans cela il peut y avoir déperdition de gaz.

Renverser alors sens dessus dessous; vous voyez le réactif jaune, qui occupait primitivement le fond du tube, traverser peu à peu le liquide incolore en déterminant sur son passage une vive effervescence. Restez quelques instants dans cette position pour que la coloration jaune soit égale dans toute la hauteur; hâtez le mélange en renversant deux ou trois fois, et enfin agitez vigoureusement pour que l'équilibre s'établisse parfaitement entre la pression du gaz dissous et celle du gaz libre ou dégagé.

Pour faire tomber la mousse ou tout au moins la réduire à quelques grosses bulles (fig. 5), nous appliquons le dos du pouce contre la poitrine, maintenant le tube dans la position horizontale, en appuyant la paume de la main gauche sur le fond de l'instrument; puis, par des balancements lents du corps ou de la main gauche, nous faisons parcourir lentement au liquide toute la longueur de l'appareil, imitant ainsi les oscillations du niveau à bulle d'air, et quand il ne reste plus *que de grosses bulles,* nous redressons le tube la main en bas pour le déboucher, en écartant le pouce, dans un bain d'eau, une cuvette quelconque, un bol, etc. (fig. 6).

Le gaz resté libre au-dessus du liquide reprend alors le volume qu'il aurait à la pression atmosphérique et chasse de l'appareil une quantité d'eau proportionnelle à l'excès de pression.

Pour plus d'exactitude, nous ne refermerons l'instrument qu'après l'avoir couché comme dans la figure 7, de manière à faire sensiblement coïncider les nouveaux liquides en dedans et en dehors du tube. Vous bouchez donc l'uréomètre, avec le pouce, d'un seul coup et non progressivement, et vous redressez (fig. 8). A ce moment la manœuvre est terminée; on enlève le doigt en le faisant glisser sur les bords de l'ouverture, afin que le liquide qui adhère à la face inférieure s'écoule bien au dedans et non au dehors de l'uréomètre. Il ne reste plus qu'à lire comme dans la figure 2, quand le liquide adhérent aux parois a cessé, en coulant, d'élever le niveau; s'il y a encore des bulles, il faut souffler brusquement à l'ouverture du tube, ou bien les toucher avec un agitateur bien essuyé. Nous lisons donc : soit 107,3, qui, retranché du chiffre noté 148,3, nous donne 41 ; 1 centimètre cube d'urine a fourni ce volume d'azote libre.

Si nous divisons le chiffre représentant le volume d'azote par le chiffre étalon 38,4, nous aurons la quantité d'urée contenue dans le centimètre cube d'urine sans les corrections relatives à la température et à la pression barométrique.

Pour faire ces corrections, deux moyens se présentent :

1° Après l'opération, consulter son baromètre, son thermomètre, les tables de vapeur d'eau et employer la formule pratique donnée par M. Esbach.

Appelant V le volume d'azote fourni par l'uréomètre, H étant la hauteur barométrique au moment de l'expérience, t étant la température et f la force élastique maximum de la vapeur d'eau par la température t ; enfin, soit X le nombre de grammes d'urée contenus dans 1 litre de l'urine à expérience, nous trouvons, pour une analyse quelconque :

$$X = \frac{(H - f)V}{2899,2 + 10,6\, t}$$

Pour éviter tous ces calculs, nous nous servons d'un petit appareil aussi inventé par M. Esbach, qu'il appelle baroscope, et qui donne la résultante des 3 influences. Des tables jointes à l'appareil, se lisant comme une table de multiplication, donnent de suite le résultat. Le baroscope et les tables se trouvent chez Brewer, 43, rue Saint-André-des-Arts.

L'urine ne doit pas contenir d'albumine ; si elle en contient on l'en débarrasse par le moyen suivant :

S'assurer d'abord de la réaction de l'urine.

Si l'urine n'est pas acide, l'acidifier avec une goute d'acide acétique étendu d'eau et ajoutée avec précaution. On met quelques centimètres cubes de cette urine dans un tube à expérience et on chauffe jusqu'à l'apparition de l'ébullition ; le précipité se forme, on secoue le tube pour bien mélanger et on verse le tout sur un filtre ; on se sert du liquide filtré.

On peut opérer sur une urine telle qu'elle est. L'azote

fourni par l'acide urique, la créatinine, donne une erreur inappréciable par ce procédé.

ACIDE URIQUE.

Le procédé qui a été indiqué dernièrement, et qui est basé sur la décomposition à froid de l'acide urique par l'hypobromite de soude, est plus rapide que celui indiqué dans les classiques, mais il n'est pas exact, même lorsqu'on opère sur 5 centimètres cubes d'urine. — Il consiste à chercher d'abord le volume d'azote fourni par l'urée, les urates, etc., puis débarrasser l'urine de toutes les matières azotées, sauf l'urée, en les précipitant par l'acétate de plomb, chercher ensuite le volume d'azote fourni par l'urée seule, et la différence des 2 volumes trouvée donnera celui fourni par l'acide urique.

Voici le procédé pour doser l'acide urique indiqué par tous les auteurs : On prend 200 c. c. d'urine, on y ajoute 6 à 7 c. c. d'acide chlorhydrique pur (Harley donne 20 c. c.) : (Thudichum préfère l'acide nitrique, l'acide urique y étant moins soluble que dans l'acide chlorhydrique) : On laisse reposer pendant 30 heures dans un lieu froid ou aussi frais que possible : il se forme des cristaux (que l'on purifie en les dissolvant dans de l'eau chaude additionnée de potasse, et les précipitant par l'acide nitrique) : on jette le tout sur un filtre pesé d'avance, on lave avec de l'eau distillée tant qu'il y a un précipité avec l'azotate d'argent, on sèche et on pèse de nouveau le filtre ; la différence des poids du filtre donne celui de l'acide urique. Ce procédé est très-approximatif, car on n'opère généralement que sur des différences de 0, g. 35 à 1, g. 50 : et les filtres sont très hygrométriques. On est donc exposé à des erreurs assez fortes, si l'on ne se sert pas de balance de précision. Si l'urine est très-étendue, il faut d'abord la réduire par évaporation au cinquième de son volume.

CHLORURE DE SODIUM.

La quantité moyenne de chlorure de sodium contenue dans l'urine des vingt-quatre heures est de 8 à 10 grammes : comme la totalité de ce sel, qui existe dans l'organisme, provient de l'alimentation, on voit que sa quantité chez l'homme sain peut varier suivant que l'alimentation est plus ou moins salée et suivant la quantité d'urine éliminée.

Recherche et dosage. — Si l'on verse dans de l'eau salée une solution d'azotate d'argent, il se forme un précipité blanc cailleboté de chlorure d'argent insoluble dans l'acide azotique et très-soluble dans l'ammoniaque.

Si au lieu d'eau salée on prend de l'urine neutre ou peu acide, sans albumine, et qu'on y verse une solution d'azotate d'argent, il se forme aussi un précipité ; mais dans ce cas le précipité contient, non-seulement du chlorure d'argent, mais aussi de l'urate et du phosphate d'argent et les matières colorantes.

Si à cette urine on ajoute préalablement de l'acide azotique en excès, on n'obtient qu'un précipité de chlorure d'argent, d'où un premier moyen, assez grossier il est vrai, de doser le chlorure de sodium contenu dans l'urine.

On prend 20 c. c. d'urine, on la filtre, on la débarasse de l'albumine, si elle en contient, on l'acidule avec de l'acide azotique et on y verse une solution d'azotate d'argent : il se forme un précipité blanc. — Ce précipité est filtré, lavé, séché et pesé après l'avoir fondu. A 100 de chlorure d'argent correspondent 24, ^{g}. 75 de chlore et 40, ^{g}. 75 de chlorure de sodium. — Il suffira donc d'une règle de proportion pour trouver la quantité de sel marin correspondant au chiffre trouvé de chlorure d'argent.

Ce procédé, dit *par les pesées*, est long et exige que l'urine ne contienne pas d'albumine ; d'un autre côté, malgré toutes les précautions, on obtient un chiffre trop élevé, l'azotate d'argent précipitant d'autres substances outre le chlore.

On a rendu ce procédé plus exact en opérant de la manière suivante :

On prend 10 c. c. d'urine filtrée, on les verse dans une capsule de platine, on évapore à petit feu et avant la fin de l'évaporation, on ajoute un gramme de nitrate de potasse cristallisé (ou simplement un morceau de soude ou de potasse); on calcine jusqu'à ce que les matières organiques soient complètement brûlées et que le résidu soit blanchâtre ; il ne faut pas chauffer au-delà du rouge sombre, car sans cela le chlore s'évaporerait.

Ce résidu est dissous dans de l'eau acidulée avec de l'acide azotique en excès, et dans cette liqueur on verse une solution d'azotate d'argent : il se forme un précipité blanc de chlorure d'argent que l'on lave et pèse après l'avoir fondu.

Le meilleur procédé, le plus simple et le plus rapide, est désigné sous le nom de *dosage par la méthode des volumes* :

Nous avons vu que si, dans une urine peu acide ou neutre, on verse de l'azotate d'argent en solution on a d'abord un précipité de chlorure d'argent, puis un de phosphate d'argent qui ne se produit que lorsque tout le chlorure de sodium de l'urine a été décomposé : il est difficile de trouver ce point où finit le premier précipité et commence le second, et de ne pas rapporter à des chlorures d'argent des précipités de phosphate d'argent.

Pour arriver à ce but, on mélange au liquide à expérimenter un sel moins impressionnable que les chlorures, mais plus que les phosphates au contact des sels d'argent. On prend le chromate de potasse qui donne avec les sels d'argent un précipité de chromate d'argent d'un rouge brique intense.

Voici donc comment on opère :

On prend 10 c. c. d'urine filtrée, on les évapore dans une capsule de platine avec un peu de potasse ou de soude ou mieux 1 g. de nitrate de potasse cristallisé, on calcine jusqu'à ce que le résidu soit blanc, on dissout ce résidu dans de l'eau distillée : à cette liqueur on ajoute de l'acide acétique de manière à la rendre un peu acide. Il faut de l'acide acétique plutôt que de l'acide azotique, car le chromate d'argent est soluble dans ce dernier.

Dans cette liqueur ainsi préparée on ajoute quelques gouttes de chromate de potasse en solution ; remarque importante, il faut que cette solution soit très-concentrée, au point d'avoir des cristaux non dissous ; on remplit une burette de Mohr avec une solution titrée d'azotate d'argent et on fait tomber goutte à goutte cette solution dans la liqueur, qu'on agite constamment étant placé au-dessus d'un papier blanc.

Chaque goutte donne un précipité blanc et une couleur rouge brique qui disparaît par l'agitation du liquide.

A un moment donné, qu'il est important de bien saisir, une goutte de la solution donne un couleur rouge brique persistante, malgré l'agitation ; il faut alors arrêter l'opération ; tout le chlore à été décomposé.

On lit sur la burette graduée le nombre de centimètres cubes de solution argentique employée et par un calcul très-simple on obtient la quantité de chlorure de sodium contenue dans 10 c. c. d'urine.

Supposons que la solution argentique soit titrée de telle sorte que 1 centimètre cube de cette solution soit précipité par un centigramme de chlorure de sodium; qu'il y ait 1250 grammes d'urine dans les 24 heures, et qu'on ait employé 5 c. c. de la solution on a : $\dfrac{1250\,\text{gr.} \times 0,\text{gr.}05}{10} = 6\,\text{gr.}25$.

Préparation de la solution argentique.

On dissout dans une certaine quantité d'eau distillée 29 ᵍ. 075 d'azotate d'argent fondu pur et l'on ajoute de nouveau de l'eau distillée, jusqu'à ce que le volume de la solution occupe exactement un litre. Ces 29 ᵍ, 075 d'azotate d'argent sont précipités exactement par 10 gr. de chlorure de sodium, d'où 1 c. c. équivaut à 0 ᵍ, 01 de chlorure de sodium et à 0 ᵍ, 006 d'acide chlorhydrique.

On peut à la rigueur opérer directement sur de l'urine filtrée légèrement acidulée avec de l'acide acétique, ou neutralisée avec une ou deux gouttes d'une solution de carbonate de soude. Le chlorure de sodium ne se présentant dans l'urine qu'à l'état soluble, on ne peut constater sa présence ou son absence que par des moyens chimiques.

PHOSPHATES.

L'acide phosphorique que l'on trouve dans les urines n'y est pas à l'état libre, mais combiné à deux bases alcalines, la potasse et la soude, et deux bases terreuses, la chaux et la magnésie.

Si l'urine est acide, on cherche d'abord la quantité d'acide phosphorique total soit P, puis en rendant l'urine alcaline par de l'ammoniaque, on précipite les phosphates terreux ; on cherche l'acide phosphorique contenu dans ce précipité : soit P′, P-P′ donnera l'acide phosphorique compris dans les phosphates alcalins : Les procédés pour doser la chaux, puis la magnésie, sont très longs et exigent beaucoup de réactifs.

Dosage de l'acide phosphorique total. — Si les urines contiennent un dépôt de phosphates, il faut commencer par le dissoudre, dans aussi peu d'acide chlorhydrique que possible, et le verser dans la masse totale. On ne pourrait pas opérer sur ce dépôt seul pensant avoir les phosphates terreux car il peut contenir d'autres sels.

Le meilleur procédé consiste à doser au moyen d'une solution titrée d'acétate d'urane.

1° Préparation de la solution titrée d'acétate d'urane.

Faites dissoudre 20 ^{g}, 3 d'oxyde d'urane pur dans de l'acide acétique concentré et étendez la solution d'eau distillée pour parfaire 1000 c. c.; chaque centimètre cube de cette solution équivaudra à 0 ^{g}, 005 d'acide phosphorique.

2° Solution d'acétate de soude.

Faites dissoudre 100 g. d'acétate de soude dans 100 c. c. d'acide acétique pur et diluez avec de l'eau distillée pour obtenir 1000 c. c.

3° Solution concentrée de ferrocyanure de potassium 50 s/1000.

On prend 50 c. c. de l'urine filtrée à analyser, on y ajoute 0,05 c. c. de la solution d'acétate de soude : On chauffe le mélange modérément, et pendant qu'il est chaud on y fait tomber goutte à goutte la solution d'acétate d'urane contenue dans une burette de Mohr. De temps en temps on prend une goutte du liquide que l'on met sur le bord d'une assiette ou d'un morceau de porcelaine blanche, on y mêle une goutte de ferrocyanure de potassium ; si le mélange reste blanc on continue l'opération et on ne l'arrête que lorsque le mélange des deux gouttes donne une coloration brunâtre.

Supposons qu'il ait fallu 20 c. c. de la solution titrée d'acétate d'urane pour précipiter l'acide phosphorique contenu dans les 50 c. c. d'urine; comme 1 c. c. de la solution équivaut à 0 ᵍ, 005 d'acide phosphorique, il est évident que les 50 c. c. d'urine devaient renfermer 0 ᵍ, 1 d'acide phosphorique. Dès lors si le malade rend par exemple 1200 g. d'urine dans les 24 heures, l'élimination journalière d'acide phosphorique devra être de 2 ᵍ, 4. $\dfrac{0,1 \times 1200}{50} = 2\,g.,4.$

Bien entendu que l'urine est filtrée avant l'opération et débarassée de l'albumine si elle en contient.

Ce volume total étant trouvé, on cherche celui des phosphates terreux ; pour cela, on verse de l'ammoniaque ou de la potasse dans l'urine préalablement filtrée et on laisse reposer environ 10 à 12 heures ; — on filtre et recueuille le dépôt des phosphates terreux ; — on traite ce dépôt par l'acide acétique, en quantité strictement nécessaire pour la dissolution ; s'il reste encore un dépôt, ce ne peut être que de l'oxalate de chaux insoluble dans l'acide acétique, on filtre alors de nouveau et on opère sur cette liqueur filtrée comme sur l'urine totale.

L'acide phosphorique, combiné avec la soude et la potasse, est représenté par la différence entre les poids qui représentent l'acide phosphorique total et l'acide phosphorique combiné avec la chaux et la magnésie.

Dans ce dosage, il faut bien se garder d'employer un excès d'acétate de soude de crainte d'exercer une influence fâcheuse sur la sensibilité de la réaction du cyanure jaune de potassium.

SULFATES.

Les procédés pour doser les sulfates sont bien moins sûrs que les précédents : s'ils paraissent simples à la lecture, le manuel opératoire laisse beaucoup à désirer.

L'acide sulfurique se reconnaît en ajoutant quelques gouttes d'acide chlorhydrique à 4 grammes d'urine versés dans un tube à essais ; dans ce mélange on fait couler une ou deux gouttes de solution de chlorure de baryum ; il se formera un précipité blanc de sulfate de baryte insoluble dans l'acide azotique.

On prépare une solution titrée en faisant dissoudre 30 ^{g}, 5 de chlorure de baryum cristallisé dans 1000 c. c. d'eau distillée; 1 c. c. de cette solution équivaudra à 0 ^{g}, 01 d'acide sulfurique.

On prend 50 c. c. d'urine acidulée avec 5 gouttes d'acide chlorhydrique et après avoir agité le mélange on le verse dans la solution titrée, à l'aide de la burette de Mohr, jusqu'à ce que le précipité cesse de se former, ou mieux jusqu'à ce que l'addition de quelques gouttes d'une solution de sulfate de magnésie à une portion de l'urine mêlée à la solution titrée, donne naissance à un trouble. On détermine alors la quantité de sulfate rendu dans l'urine des vingt-quatre heures par la méthode de calcul ordinaire décrite précédemment.

Un procédé simple et pratique pour le dosage de l'acide sulfurique est encore à trouver.

Pour les principes, dont on recherche le dosage à l'aide de

liqueurs titrées, M. le docteur Duhomme emploie un procédé analogue à celui que nous décrivons longuement à l'analyse quantitative de la glycose et dont il est l'auteur.

MATIÈRE COLORANTE.

Les opérations pour l'extraction de la matière colorante sont longues et difficiles : d'ailleurs la quantité normale de la matière colorante de l'urine est indéterminée.

Voici le procédé qu'indique Harley pour l'analyse quantitative de l'urohématine :

On étend l'urine des 24 heures avec de l'eau, de manière à parfaire un volume de 1860 c. c. — Si la quantité d'urine dépasse ce volume, il faudra la concentrer. — On en verse environ 7 ^{g}, 76 dans un tube à essais, et on y ajoute 3 ^{g}, 88 d'acide nitrique pur; on laisse reposer le mélange pendant quelques minutes. Si la quantité d'urohématine est normale, le mélange ne change que faiblement de teinte : s'il y en a en excès, il prend une coloration rosée, rouge, cramoisie ou pourpre, selon les proportions de matière colorante. Soumis à la chaleur, le mélange change rapidement de couleur, mais il vaut mieux faire l'expérience à froid, et s'il est nécessaire attendre assez longtemps pour que la modification puisse se produire.

Il faut bien remarquer qu'il est nécessaire de toujours ajouter un acide (on peut prendre l'acide sulfurique ou l'acide chlorhydrique, cependant avec moins d'avantage) : une urine pâle peut contenir plus d'urohématine qu'une urine foncée.

On peut grossièrement évaluer la proportion d'urohématine d'une urine, par l'intensité de la couleur produite en l'additionnant d'acide nitrique concentré.

Il peut se faire que le pigment urinaire soit combiné avec un autre élément de l'urine et ne revèle pas sa présence par la coloration du liquide ; on peut, dans ce cas, avoir une urine très-pâle, contenant beaucoup d'urohématine (chlorose); il suffit, dans ce cas, d'ajouter à une petite quantité d'urine le quart de son volume d'acide nitrique concentré et de porter à l'ébullition. L'urine brunit d'autant plus qu'elle contient plus de détritus des globules sanguins.

On différencie facilement l'urine contenant de l'urohématine en assez grande quantité de l'urine sanguinolente : la première reste limpide, transparente et ne contient pas de globules sanguins.

PRINCIPES ANORMAUX.

Nous passons maintenant à l'étude des substances étrangères à la constitution normale de l'urine et qu'on ne rencontre que dans les urines pathologiques.

3 substances dominent : L'albumine,
                        Le sucre,
                        La bile.

ALBUMINE.

On peut reconnaître l'albumine dans l'urine soit par la chaleur, soit par l'acide nitrique, qui, tous les deux, la coagulent ; mais le meilleur procédé consiste dans leur emploi simultané.

Si l'urine est acide on la traite par la chaleur, et il se forme un précipité blanc insoluble dans l'acide azotique lorsque le liquide est refroidi ; si l'urine est alcaline, il faut au préalable l'acidifier avec quelques gouttes d'acide acétique.

Voyons les erreurs qui peuvent être commises : Beale les a parfaitement décrites :

1° On a employé l'acide nitrique.

L'albumine se précipite d'ordinaire lorsqu'on ajoute quelques gouttes d'acide nitrique à l'urine.

« Il faut se rappeler qu'en versant deux ou trois gouttes
« d'acide nitrique pour 4 ou 5 grammes d'urine dans un tube
« à expérience, le précipité formé ne se dissoudra point en
« agitant le tube, tandis qu'en ajoutant à l'urine la moitié
« de son poids d'acide concentré, le précipité se redissout,
« à moins qu'il n'y ait une quantité excessive d'albumine.
« L'albumine précipitée par l'acide nitrique est *soluble* dans
« ce même *acide faible* en présence d'un *excès considérable*
« *d'urine*. Elle est également *soluble* dans *l'acide nitrique*
« *concentré*. Il est donc nécessaire, quand on emploie ce
« réactif, d'ajouter 10 à 15 gouttes de l'acide concentré à
« environ 4 ou 5 grammes de l'urine qu'on soupçonne être
« albumineuse. » (Beale.)

A. Le précipité peut-être dû à des urates, dans ce cas l'urine portée à l'ébullition devient limpide et prend une coloration rougeâtre.

B. Le précipité peut-être dû au nitrate d'urée, dans ce cas il se forme beaucoup plus lentement et on a les cristaux d'azotate d'urée.

C. Si l'on chauffe de l'urine contenant beaucoup d'albumine après n'avoir ajouté qu'une ou deux gouttes d'acide nitrique, il ne se forme pas de précipité. « Aussi ne doit-on jamais oublier que si quelques gouttes d'une solution étendue d'acide nitrique, sont ajoutées à de l'urine albumineuse dans un tube à expérience, et si on fait bouillir le mélange, il ne se produira aucun précipité. »

On évitera les erreurs dus à l'acide nitrique en répétant les essais sur plusieurs portions d'urine, et en employant, pour la même quantité d'urine, 4 à 5 grammes, 5, 15, 20, 30 gouttes d'acide nitrique.

On peut employer l'acide acétique au lieu de l'acide azotique.

2° On a employé la chaleur :

La meilleure manière d'essayer les urines par la chaleur est la suivante : « On remplit à moitié d'urine le tube et on « le tient par sa partie inférieure. On chauffe le tube près de « la surface libre du liquide, en agitant de temps en temps, « pour éviter qu'il ne se brise. On peut ainsi apprécier le « plus léger trouble dans l'urine, puisque le liquide situé « au-dessous est transparent. S'il y a des urates on a ainsi « 3 couches : 1re albumine coagulée, couche trouble.

      2me urates   couche claire.

      3me dépôt non chargé d'urates.

« Si la solution d'albumine est alcaline, il ne se fera aucune « précipitation par l'action de la chaleur. Il faut dans ce cas « rendre l'urine neutre avant de la chauffer. »

                (Beale, de l'urine.)

La chaleur peut donner un précipité de phosphates, l'urine étant même très-acide : on dissout le précipité par quelques gouttes d'acide nitrique.

Les urines albuminuriques, vues au microscope, sont celles dans lesquelles on rencontre les cylindres de natures diverses qui sont si importants à étudier pour le diagnostic des affections rénales et la période à laquelle elles sont arrivées.

Le procédé le plus simple pour doser l'albumine est celui de M. Méhu, il est fondé sur la propriété qu'a l'acide phénique de coaguler l'albumine.

On prend 100 gr. d'urine et on y ajoute :

1° 4 à 5 gouttes d'acide acétique.

2° 2 cent. cubes d'acide azotique non concentré.

3° 10 cent. cubes de la solution suivante :

      1 partie d'acide phénique cristallisé.

      1 partie d'acide acétique.

      2 parties d'alcool à 90°.

Après avoir agité le mélange on le recueille sur un filtre.

Le précipité est lavé avec de l'eau tenant en dissolution 4 pour 100 d'acide phénique; il est desséché et pesé.

L'urine albumineuse renfermant du sucre prend une coloration mauve quand on la chauffe avec le sulfate de cuivre et la potasse (Harley).

Quand on a obtenu le précipité d'albumine il faut, avant de le jeter sur un filtre, s'assurer de l'aspect *gélatineux* ou *granuleux* (grains de semoule) qu'il peut avoir. Dans le premier cas il passe à travers le filtre; il faut donc que le précipité soit granuleux pour qu'il reste sur le filtre; s'il ne l'est pas de suite, on ajoute au précipité gélatineux quelques gouttes d'acide acétique.

Quelques autres procédés pour le dosage de l'albumine ont été essayés :

M. Potain en a inventé un très simple, basé sur ce fait, qu'un fin fil métallique, vu à travers la masse albumineuse opaque, semble augmenté d'épaisseur; mais il faut se servir d'une table correspondant à un tube gradué qui se casse très-facilement car on y jette de l'eau bouillante.

M. Esbach se sert d'acide picrique : ses procédés ont l'avantage de supprimer la chaleur pour la coagulation de l'albumine; mais le plus simple exige le même temps que ceux employés jusqu'à présent et des tubes spéciaux aussi.

Le procédé de M. Méhu, que nous décrivons, donne des résultats très exacts, à la condition de peser les filtres avec une balance de précision, après les avoir desséchés dans une étuve. Les papiers à filtre étant très hygrométriques, on est obligé de prendre des précautions très minutieuses. Cependant, en agissant à l'air et en pesant avec une balance ordinaire, on obtient encore des résultats suffisamment exacts pour la pratique médicale : c'est pourquoi nous le recommandons (1).

(1) M. Esbach a donné un procédé très-simple comme manuel opératoire, mais exigeant des tubes spéciaux et du prix de 5 francs. — Nous ne pouvons donc que le signaler comme très pratique à ceux qui voudront faire cette dépense. (Instruments et brochure chez W. Brewer, 43, rue Saint-André-des-Arts, Paris.)

GLYCOSE

Pour rechercher le sucre dans les urines, 3 réactions : la première permet d'opérer sans s'occuper si l'urine contient de l'albumine : dans les deux autres il faut d'abord précipiter l'albumine.

Réaction de Mohr. — On prend 4 grammes d'urine, on y ajoute 4 grammes de potasse d'un poids spécifique de 1060, on chauffe la partie supérieure du liquide, s'il y a du sucre, cette partie prend une coloration jaune ou brune suivant la quantité de glycose : la partie inférieure du liquide n'étant pas chauffée reste la même et permet de se rendre parfaitement compte du changement de couleur. Lorsqu'il y a peu de glycose, la solution garde une teinte ambrée ou légèrement brunâtre.

M. Bouchardat donne la préférence à la chaux sur la solution de potasse, parce que, dit-il, plusieurs matières extractives de l'urine se colorent par la potasse, ce qui n'arrive pas avec la chaux.

« Depuis longtemps, au lieu de lait de chaux, j'emploie la « chaux vive éteinte. J'en mets une forte cuillerée à café « dans un matras à essayeur rempli aux deux tiers d'urine « (environ 50 c. c. d'urine), et je porte à l'ébullition à l'aide « d'une lampe à alcool. »

(BOUCHARDAT, *De la Glycosurie*, 1875.)

Réaction de Trommer. — On prend de l'urine débarassée de l'albumine; à 4 gr. d'urine on ajoute 2 gr. d'une solution de potasse et on agite le mélange, puis on ajoute très peu d'une solution de sulfate de cuivre (0 ^{s}, 65 de sulfate de cuivre pour 34 gr. d'eau) de manière à ce que la liqueur ait une légère couleur bleue ; on fait bouillir le liquide dans sa partie inférieure et s'il y a du sucre, la coloration bleue disparaît et il se forme un précipité jaune ou rouge selon la quantité de sucre qui se trouve dans l'urine.

Réaction de Bottger. — A de l'urine débarassée d'albumine on ajoute un peu de potasse caustique et de sous nitrate de bismuth, on fait bouillir : la glycose donne un précipité noir.

DOSAGE DE LA GLYCOSE. — AU MOYEN DE LA LIQUEUR TITRÉE DE FEHLING. — On a prétendu qu'il fallait faire cette liqueur à chaque analyse, sous prétexte qu'elle s'altérait promptement ; il n'en est rien. Tant que la liqueur ne donne pas de dépôt au fond du vase qui la renferme elle est bonne, dans le cas contraire on la refait. Elle se prépare de la manière suivante :

1° On prend 500 gr. d'une lessive de soude d'une densité de 1,12, on y ajoute 173 gr. de tartrate double de potasse et de soude cristallisé.

2° On dissout 34 gr., 64 de sulfate de cuivre dans 207 gr., 84 d'eau. On mélange peu à peu les deux liquides et on ajoute de l'eau distillée jusqu'à obtenir un litre. 20 centimètres cubes de cette liqueur sont réduits totalement par un décigramme ($0^g, 1$) de glycose, à l'ébullition.

Hager a donné une formule de la préparation, qui permet de la conserver beaucoup plus longtemps.

On mélange une solution de $34^g, 65$ de sulfate de cuivre pur dans 200 c. c. d'eau, avec une solution de 150^g de tartrate neutre de potasse dans environ 500 c. c. de lessive de soude caustique (densité $= 1,14$), on ajoute 100^g de glycérine pure et on complète le volume d'un litre avec de l'eau distillée. — 20 c.c. de ce réactif correspondent à $0^g, 1$ de glycose.

Rappelons qu'en présence de l'albumine, les sels de cuivre ne se réduisent pas ; que d'un autre côté il faut toujours se servir d'urine diluée dans environ 4 fois son poids d'eau, c'est-à-dire qu'elle contienne peu de sucre sous un volume donné.

Manuel opératoire. — On prend 20 centimètres cubes de

la solution titrée de Fehling; on les verse dans un petit matras, et on les étend avec de l'eau distillée, environ 40 à 50 grammes.

L'urine diluée est dans une burette graduée.

On se place au-dessus d'une feuille de papier blanc.

On chauffe le liquide avec la flamme d'une lampe à alcool, et, lorsqu'il entre en ébullition, on verse goutte à goutte l'urine à analyser; si l'urine est peu chargée de sucre, il se produira seulement, au bout de quelques minutes d'ébullition, un trouble verdâtre puis jaune.

On continue l'ébullition en agitant le liquide et en tenant le col du matras incliné du côté opposé à l'opérateur; on ajoute de nouvelles gouttes d'urine. Le précipité passera bientôt au brun rouge en même temps qu'il sera plus compact et se fera plus vite; on retire du feu et on laisse reposer.

Lorsque la séparation du liquide et du dépôt est accomplie, on examine la liqueur au-dessus de la feuille de papier blanc : si elle est encore bleue, on porte de nouveau à l'ébullition, puis on ajoute de l'urine par goutte, on laisse reposer et on examine.

On continue jusqu'à ce que le liquide ne donne plus qu'une teinte bleue ou verte très légère, qui indique le point de saturation. Un excès de sucre ajouté donne une teinte verte.

L'opération terminée, c'est-à-dire la précipitation de l'hydrate cuprique complète, on lit le nombre de centimètres cubes employés; connaissant le nombre total de centimètres cubes d'urine rendus dans les 24 heures, il suffira de diviser ce nombre par celui des centimètres cubes d'urine diluée employés à réduire les 20 centimètres cubes de la solution cuprique.

Exemple : je prends 20 grammes d'urine et je les dilue dans 80 grammes d'eau. Supposons qu'il ait fallu 30 centimètres cubes de cette urine étendue pour décolorer la liqueur; cela veut dire que $\dfrac{30}{4}$ c'est-à-dire 7 c. c, 50 d'urine réduisent 20 centimètres cubes de la solution ; or cette dernière est faite de manière à ce que 20 centimètres cubes soient décolorés par 0,1 gr. de glycose.

Donc 7 c. c, 50 d'urine contiennent 1 décigramme de glycose, et la quantité totale de l'urine contient autant de décigrammes de glycose qu'elle contient de fois 7 c. c, 50. Sil y avait 3500 centimètres cubes, il suffit de diviser 3500 par 7,50.

En résumé diviser le volume de l'urine par le nombre de centimètres cubes employés.

Si on n'opère qu'avec 10 cent. cubes de la liqueur de Fehling, on peut se servir du tableau suivant :

TABLEAU

Indiquant les quantités de glycose contenues dans les urines essayées avec la liqueur titrée de Fehling.

QUANTITÉ de liqueur titrée employée pour l'expérience.	CENTIMÈTRES cubes d'urine nécessaires pour opérer la décoloration.	QUANTITÉ de glycose contenue dans un litre. d'urine	QUANTITÉ de liqueur titrée employée pour l'expérience.	CENTIMÈTRES cubes d'urine nécessaires pour opérer la décoloration.	QUANTITÉ de glycose contenue dans un litre d'urine.
		gr.			gr.
1,0	50		12,5	4	
1,5	33,33		13,0	3,84	
2,0	25		14;0	3,57	
2,5	20		15,0	3,33	
3,0	16,66		16,0	3,12	
3,5	14,275		17,0	2,94	
4,0	12,50		18,0	2,77	
4,5	11,11		19,0	2,63	
5,0	10		20,0	2,50	
5,5	9,09		21,0	2,38	
6,0	8,33		22,0	2,27	
6,5	7,69		23,0	2,17	
7,0	7,14		24,0	2,08	
7,5	6,66		25,0	2	
8,0	6,25		30,0	1,665	
8,5	5,88		35,0	1,428	
9,0	5,55		40,0	1,25	
9,5	5,26		45,0	1,11	
10,0	5		50,0	1	
10,5	4,76		60,0	0,83	
11,0	4,54		70,0	0,71	
11,5	4,34		80,0	0,63	
12,0	4,15		90,0	0,55	
			100,0	0,50	

Dix centimètres cubes de la liqueur titrée de Fehling.

D'après M. MAYET.

M. le docteur Duhomme a bien voulu nous montrer le procédé qu'il a inventé pour le dosage du sucre dans l'urine et qui se trouve développé dans le bulletin de la société de thérapeutique (séance du 22 avril 1874).

Après l'avoir fait expérimenter par les élèves de notre clinique, il nous a paru bien supérieur au procédé ordinaire, surtout pour ceux qui n'ont pas assez la pratique du laboratoire pour savoir distinguer le point juste où il faut arrêter l'opération lorsqu'on se sert d'un ballon.

Nous ne saurions mieux faire que de copier l'article dans les points qui intéressent le manuel opératoire.

Matériel. — Six tubes à examen d'urine, assez larges, et leur râtelier, une lampe à alcool, 2 compte gouttes jaugés et gradués, l'un à 1 centimètre cube et l'autre à 2 centimètres cubes.

Expériences comparatives. — On dispose les six tubes pour une expérience *comparative*, on verse dans chacun 2 centimètres cubes de liqueur de Fehling et 2 centimètres cubes de solution sodique. On verse dans le premier tube une goutte de solution sucrée, deux gouttes dans le second, et ainsi de suite en augmentant d'une goutte par tube ; le sixième en contiendra donc six. On chauffe successivement chacun de ces tubes, et leur examen comparatif par la lumière transmise, c'est-à-dire en interposant le râtelier entre l'œil et une fenêtre éclairée, permet d'avoir en même temps sous les yeux les phases successives de l'opération. Si la décoloration n'est pas obtenue, on continue l'expérience en versant six gouttes de solution sucrée dans chacun des tubes ; de la sorte chacun continuera à être séparé de celui qui le précède et de celui qui le suit par une seule goutte de solution sucrée ; on chauffe de nouveau, on examine, etc. On verse de nouveau six gouttes dans chacun des tubes, etc., etc. On arrêtera l'expérience lorsqu'on le jugera convenable, mais il n'est pas inutile de la pousser plus loin que la décoloration de la liqueur pour pouvoir apprécier de la même façon la gamme ascendante de la coloration, variant du jaune au brun, communiquée au liquide qui surnage sur le précipité par l'action de la glycose sur l'alcali.

Si la solution employée contient beaucoup de glycose, les teintes seront très-nettement accusées; dans le cas contraire, elles présenteront une dégradation insensible. Il sera avantageux de faire quelques-unes de ces expériences comparatives avec une solution de glycose dans l'eau distillée, de manière à bien se graver dans la mémoire les nuances types de la réaction normale.

C'est à une expérience comparative que l'on devra avoir recours dans le cas où la fin de l'analyse d'une urine diabétique laisse quelques doutes dans l'esprit.

MANUEL OPÉRATOIRE. — Notre but, en disposant un trait de jauge sur le compte-gouttes, a été surtout d'en faire un instrument d'analyse quantitative, mais cette modification le rend en même temps fort utile pour l'essai qualitatif. Elle permet de mélanger les liquides en quantités déterminées avec autant de facilité que de promptitude. On sait combien ce mélange présente de difficultés et nécessite de tâtonnements lorsqu'on se sert de mesures graduées. De plus la nécessité de chauffer le tube à essai ne permettant pas d'établir la graduation sur le tube lui-même, il faut, après avoir opéré le mélange dans une éprouvette graduée, le transvaser dans le tube où il doit être chauffé. Toutes ces difficultés et toutes ces lenteurs disparaissent lorsqu'on se sert d'un compte-gouttes jaugé. Si nous insistons sur ce point, c'est qu'il est fort avantageux de faire précéder l'analyse quantitative avec la liqueur de Fehling d'un essai qualitatif avec la solution de soude.

Cet essai préliminaire, outre l'avantage de servir de contrôle pour le second, permet en même temps de présumer la teneur en glycose de l'urine examinée et évite ainsi les tâtonnements pour le dosage proprement dit.

Les deux expériences réunies, demandant moins de temps

qu'il n'en faut pour prendre la température d'un malade, sont donc compatibles avec les exigences de la clinique.

On s'assure tout d'abord, au moyen du papier tournesol, si l'urine est acide ou alcaline. Si elle est alcaline, ce qui est fort rare en la supposant sucrée, on devra se rappeler l'influence fâcheuse des sels ammoniacaux sur les réactions de la liqueur de Fehling et rechercher si l'alcalinité est due à de l'ammoniaque ou à des alcalis fixes; dans le premier cas la couleur bleue communiquée au papier de tournesol disparaît par la dessiccation, ce qui n'a pas lieu dans le second. Les urines ammoniacales ne rentrant pas dans notre cadre comme n'étant pas passibles de la saccharimétrie clinique, nous supposerons l'urine acide.

Analyse qualitative. — On mesure approximativement, et par suite rapidement, 2 centimètres cubes d'urine au moyen du compte-gouttes et on les verse par jet continu dans un tube à essai, puis on chauffe. Cela fait, on y ajoute, de la même façon, 2 centimètres cubes de solution de soude, puis on chauffe pendant une minute environ. Il est avantageux que la solution de soude employée soit toujours au même degré de dilution, de manière à avoir des résultats comparables. On peut, d'après les différentes nuances que nous avons indiquées, reconnaître par ce premier essai si l'urine renferme du sucre et si elle en contient peu ou beaucoup.

Il n'est pas rare de rencontrer de l'albumine dans les urines sucrées, et elle passerait inaperçue si l'on ne se conformait pas à la marche que nous conseillons. En effet, si l'on mélangeait de l'urine et la solution sodique avant de faire intervenir la chaleur, l'albumine, même si elle était en quantité assez considérable, échapperait à l'examen; car cette substance n'est pas coagulable par la chaleur dans un milieu alcalin. Il est doublement important d'être renseigné sur la présence de l'albumine, puisqu'elle entrave la réaction de la liqueur de Fehling et qu'il est nécessaire de s'en débarrasser avant de procéder au dosage par ce réactif.

Analyse quantitative. — Il faut toujours opérer sur une urine parfaitement claire; nous avons vu que l'emploi du compte-gouttes rendait cette condition facilement réalisable. Mais, pour n'en pas perdre le bénéfice, le dénombrement des gouttes (pour estimer leur rapport au centimètre cube) doit avoir lieu dans un vase à part, sans quoi la chute successive des gouttes au milieu du liquide y déterminerait une certaine agitation et aurait pour résultat de le troubler.

On commence par évaluer combien le centimètre cube de l'urine à analyser contient de gouttes; cette évaluation est faite pour toute la durée de l'expérience, et lorsqu'on remplit de nouveau le compte-gouttes, on n'a plus à se préoccuper de la graduation. On verse dans un tube, par jet continu, 2 centimètres cubes de liqueur de Fehling très exactement mesurés, puis 2 centimètres cubes de solution sodique; on porte le mélange à l'ébullition pour s'assurer du bon état de conservation du réactif. Puis on ajoute l'urine goutte par goutte en ayant soin de chauffer après l'addition de chaque goutte, et d'arrêter l'opération lorsque la couleur bleue a complétement disparu. On note combien de gouttes il a fallu pour produire ce résultat. Si l'essai qualitatif préliminaire a indiqué une faible proportion de sucre, il faut, au début, verser plusieurs gouttes à la fois, de manière à gagner du temps et surtout à obtenir un résultat plus exact (l'exactitude du résultat ayant à souffrir de trop longs tâtonnements); puis, lorsque la diminution progressive de la coloration bleue annonce la fin prochaine de l'opération, on ne procède plus que goutte par goutte.

Le temps pendant lequel le mélange doit être soumis à l'ébullition après l'addition de chaque goutte est variable: quelques secondes suffisent si le précipité est rouge, c'est-à-dire anhydre; mais s'il est jaune, c'est-à-dire hydraté, il faut continuer l'action de la chaleur un peu plus longtemps pour l'amener à l'état anhydre.

Après avoir chauffé, on attend quelques instants pour donner au précipité le temps de se rassembler et pour voir si la décoloration est obtenue ; mais l'opération ne doit être suspendue que le temps strictement nécessaire pour en apprécier exactement le résultat, sans quoi l'oxyde cuivreux pourrait, en réabsorbant l'oxygène de l'air, repasser à l'état d'oxyde cuivrique et recolorer la liqueur, ce qui compromettrait l'exactitude du résultat.

Il est indispensable que chaque goutte d'urine tombe dans le réactif et non contre les parois du tube, car une certaine quantité pourrait rester adhérente à ces parois et ne pas participer à la réaction. La nécessité d'employer des tubes assez larges pour la saccharimétrie mettra facilement à l'abri de cet accident, qu'il suffit de signaler pour en faire sentir l'importance.

Il est également nécessaire, chaque fois que l'on ajoute une nouvelle goutte d'urine, de bien agiter le mélange, sans quoi l'urine, en raison de sa faible densité comparée à celle de la liqueur cupro-alcaline, pourrait rester à la surface, et, se trouvant en présence d'une quantité de réactif trop limitée, donnerait naissance à la réaction secondaire dont nous avons parlé (action de l'alcali sur la glycose, lorsque tout cuivre est précipité), d'où erreur dans le résultat.

Nous avons vu que l'échantillon destiné à l'analyse devait être prélevé sur l'urine des vingt-quatre heures ; cependant il peut y avoir utilité, dans quelques cas particuliers, à se départir de ce principe, notamment au début d'un traitement. On fera bien, avant d'instituer celui-ci, de se faire remettre, pendant quatre ou cinq jours, deux échantillons pris à des heures différentes de la journée, l'un provenant de l'urine émise trois heures après le principal repas, l'autre prélevé sur l'urine du matin. Si la quantité de sucre trouvée dans ces deux échantillons présente un grand écart, on pourra en tirer des renseignements très-précieux pour le pronostic et pour le traitement.

Il est *absolument indispensable* de tenir compte de la

quantité d'urine émise dans les vingt-quatre heures. En effet, supposons qu'une urine renferme 20 grammes de sucre par litre un jour et 40 grammes le lendemain : au premier abord la quantité paraît double ; mais si le premier jour le malade a rendu 3 litres d'urine et 1 litre seulement le lendemain, il en résulte que la quantité de sucre rendu en vingt-quatre heures sera de 60 grammes le premier jour et de 40 grammes le jour suivant ; donc, diminution d'un tiers et non augmentation du double, comme une observation incomplète eût pu le faire croire.

Calcul de l'analyse. — Une fois l'analyse terminée, il s'agit d'en calculer les résultats et d'en déduire la quantité de sucre contenue dans 1 litre d'urine.

Nous avons vu pour quels motifs on était obligé d'intervertir l'ordre habituel des analyses volumétriques et de verser le liquide urinaire dans le réactif. Il en résulte que plus l'urine renferme de sucre, moins il faudra en verser, et réciproquement. D'où la nécessité d'introduire un rapport inverse dans la proportion numérique qui doit donner le résultat de l'analyse. La difficulté n'est sans doute pas bien grande, mais ce serait un tort de ne pas tenir compte de la répugnance que l'on éprouve pour un calcul un peu compliqué, lorsqu'on a perdu l'habitude des opérations mathématiques. Aussi avons-nous pensé que la simplification du calcul serait un corollaire satisfaisant de la simplification du manuel opératoire proprement dit.

Nous avions d'abord adopté le volume de 2 centimètres cubes de liqueur de Fehling comme étant le mieux approprié à la dimension habituelle des tubes, mais la pratique n'a pas tardé à nous révéler que ce volume, arbitrairement choisi, correspondait à une formule excessivement simple, puisqu'elle se réduit à une multiplication par 10 et à une division.

Cette formule, applicable aux cas où on emploie 2 centimètres cubes de liqueur de Fehling normalement titrée, peut s'énoncer ainsi : Multiplier par 10, c'est-à-dire ajouter un 0 au nombre de gouttes représentant 1 centimètre cube de l'urine en expérience, diviser le produit par le nombre de gouttes qui ont été nécessaires pour décolorer 2 centimètres cubes de liqueur de Fehling (représentant 10 milligrammes de glycose), et on obtiendra immédiatement en grammes et centigrammes la quantité de sucre contenue dans 1 litre d'urine.

Cette formule peut être représentée sous la forme littérale suivante :

$$X = \frac{10 \times m}{n},$$

X représentant en grammes la quantité de sucre contenue dans 1 litre de l'urine en expérience; m, le nombre de gouttes au centimètre cube; n, le nombre de gouttes employées.

Supposons que 21 représente le nombre de gouttes de 1 centimètre cube de l'urine, 6 le nombre de gouttes qui ont été nécessaires pour décolorer 2 centimètres cubes du réactif cupro-sodique; 21, multiplié par 10, donne 210, qui, divisé par 6, donne 35; un litre de cette urine contient 35 grammes de sucre.

Quelque simple que soit ce calcul, il entraîne une perte de temps que l'on peut très-facilement éviter.

Les nombres qui représentent la quantité de gouttes employées dans l'analyse ou leur valeur comme fraction de centimètre cube, se meuvent dans un cercle assez restreint pour qu'on soit exposé à faire souvent les mêmes calculs; il est donc préférable de faire, une fois pour toutes, ceux qui se présentent habituellement, réservant l'emploi de la formule pour les cas exceptionnels.

C'est dans ce but que nous avons dressé la table ci-après (voir à la fin).

Elle est destinée à supprimer tout calcul dans la saccharimétrie clinique. Les décimales qui s'y trouvent, étant données par le calcul, sont exactes ; c'est pourquoi nous n'avons pas cru devoir les supprimer ; mais elles ne doivent pas figurer dans le résultat d'une analyse clinique, car elles feraient croire à une précision qui n'existe pas.

Explication de la table. — Cette table est applicable aux cas où :

1° On emploie 2 centimètres cubes de liqueur de Fehling exactement titrée ;

2° Le nombre de gouttes au centimètre cube est compris entre 18 et 24, ce qui arrive toujours lorsqu'on se sert d'un compte-gouttes titré ;

3° Le nombre de gouttes employées pour l'analyse n'est pas supérieur à 24.

Les chiffres inscrits dans la première ligne horizontale correspondent au nombre de gouttes employées.

Les chiffres romains inscrits dans la première colonne verticale correspondent au nombre de gouttes représentant 1 centimètre cube de l'urine en expérience.

On se sert de cette table comme de celle de Pythagore, c'est-à-dire que s'il a fallu 11 gouttes d'urine donnant 22 gouttes au centimètre cube pour obtenir la décoloration de la liqueur cupro-sodique, on suit la colonne verticale, dont le premier chiffre est 11, jusqu'à son intersection avec la ligne horizontale commençant par le chiffre romain XXII, et le nombre 20 indique que l'urine en expérience contient 20 grammes de glycose.

Il arrive fort souvent que le résultat de l'analyse se trouve compris entre deux gouttes consécutives ; dans ce cas il faut prendre la moyenne. Exemple : une urine donne 18 gouttes au centimètre cube, on a employé 9 gouttes et il reste une très-légère teinte bleue ; le but n'est pas atteint et l'urine renferme moins de 20 grammes de sucre (voir la table). On ajoute une dixième goutte et le liquide qui surnage sur le précipité est légèrement ambré ; le but est dépassé et l'urine renferme plus de 18 grammes (voir la table). On prend la moyenne entre 18 et 20, qui est 19, et ce nombre représente, à moins de 1 gramme près, la quantité de sucre contenue dans l'urine.

Mais il peut se faire que cet écart soit beaucoup plus considérable, car on voit par l'examen de la table que l'écart entre deux gouttes consécutives est d'autant plus grand qu'on a employé un plus petit nombre de gouttes. Exemple : une urine donne 24 gouttes au centimètre cube ; après la deuxième goutte, la teinte bleue est encore très-manifeste, donc elle renferme moins de 120 grammes de sucre (voir la table) ; on ajoute une troisième goutte et le liquide qui surnage sur le précipité prend une teinte ambrée assez prononcée ; le but est dépassé et l'urine contient plus de 80 grammes de sucre (voir la table) ; la moyenne entre 120 et 80 étant 100, ce nombre représente seulement à 20 grammes près le résultat de l'analyse. Cette approximation est tout à fait insuffisante et, dans les cas de ce genre, il est indispensable d'étendre l'urine avec de l'eau distillée et de recommencer l'analyse.

Dilution. — Cette opération se fait très-rapidement au moyen du compte-gouttes. On mesure très-exactement 1 centimètre cube d'urine et on le verse par jet continu dans une capsule de porcelaine ; on y ajoute de même 1, 2 ou 3 centimètres cubes d'eau distillée et l'on opère avec ce mélange absolument comme on le ferait avec de l'urine normale. Seulement, lorsque le résultat est obtenu, il faut le doubler, tripler ou quadrupler, selon que le volume primitif de l'urine a été lui-même doublé, triplé ou quadruplé.

Lorsque sous l'influence d'un traitement exactement suivi la quantité de sucre a notablement diminué, on peut borner ses recherches journalières à déterminer si cette quantité ne dépassse pas un nombre donné : 10 grammes par exemple, ou 5 grammes. Dans ce cas, le dénombrement des gouttes n'étant pas nécessaire, l'opération est très-rapide. On introduit dans un tube 2 centimètres cubes de liqueur de Fehling et un volume égal de solution sodique, on chauffe ; puis, ayant exactement mesuré 1 centimètre cube d'urine, on la verse par jet continu dans le réactif et on chauffe de nouveau. Si la coloration bleue ne disparaît pas, on est sûr, à moins que l'urine ne soit ammoniacale ou albumineuse, qu'elle contient moins de 10 grammes de sucre, puisque, malgré la coopération possible des autres corps réducteurs (acide urique, urates, etc.), la décoloration n'a pas été obtenue. On ajoute un second centimètre cube d'urine ; si, après avoir chauffé, la coloration persiste, c'est que l'urine renferme moins de 5 grammes de sucre ; si au contraire elle disparaît, c'est que la quantité qu'elle contient est comprise entre 5 et 10 grammes.

BILE

La bile se rencontre dans l'urine, soit comme matière colorante (bilirubine), soit comme acide.

Recherche de la matière colorante. — Les urines qui contiennent de la bile sont généralement foncées et ont une coloration brune, rouge ou verte : la réaction est généralement neutre ou alcaline, et les urines moussent en les agitant.

On prend un verre à expérience, plus mince à son extrémité inférieure, on y verse de l'urine, très-doucement en faisant longer les parois du verre, on fait couler un mélange d'acide azotique et d'acide sulfurique : le mélange traverse l'urine, va au fond du vase et, à la ligne de démarcation des deux liquides, on observe une zône verte qui est la seule que l'on doit chercher comme étant caractéristique dans cette expérience. — L'acide nitreux peut être employé et donne les mêmes résultats.

Recherche des sels biliaires, réaction de Pettenkofer. — On prend de l'urine débarrassée d'albumine et filtrée, 4 ou 5 grammes, on y ajoute les deux tiers environ de son volume d'acide sulfurique concentré et dans le liquide on met un petit morceau de sucre : en chauffant à une température qui ne dépasse pas 70°, on obtient une coloration violette caractéristique.

Il y a dans cette recherche un petit tour de main à attraper, car ce que l'on montre souvént dans les expériences pour la réaction de Pettenkofer, n'est autre chose qu'une coloration bleuâtre qui est produite par la réaction de l'acide sulfurique sur le sucre.

SANG

Les urines acides conservent les globules rouges intacts, même au bout de deux ou trois jours ; dans les urines ammoniacales les globules ne se conservent pas.

Rappelons que les urines contenant du sang donnent un précipité par l'acide nitrique constitué, soit par l'albumine du sang, soit par les produits des globules du sang.

La présence du sang se reconnaît facilement par l'analyse spectrale ou par le microscope.

Les globules du sang se déposent au fond du vase, lorsqu'on laisse le vase au repos pendant quelque temps et le liquide s'éclaircit plus ou moins. — Lorsqu'on a affaire à de l'hémoglobine dissoute, la coloration ne s'en va pas. — On rencontre des urines rougies par l'hémoglobine et ne contenant pas de globules sanguins.

Dans la *Revue des sciences médicales 1875,* T. v. p. 71, est indiqué un procédé qui décèle les traces de sang dans l'urine.

On mêle dans un tube à essai quelques centimètres cubes de teinture de gayac avec un égal volume d'essence de térébenthine, puis on agite pour former une sorte d'émulsion. On verse ensuite de l'urine, de manière à lui faire gagner le fond de ce tube. Une décomposition spéciale ne tarde pas à se manifester : la teinture de gayac produit rapidement un précipité blanc, puis jaune sale, puis vert. Mais si l'on ajoute un trace de sang à l'urine, on voit la teinture se colorer en bleu plus ou moins intense et souvent même en indigo. Cette teinte ne se développe pas avec l'urine normale, ni avec celle qui renferme du pus ou de l'albumine; elle n'a lieu qu'en présence du sang.

AMMONIAQUE

Un moyen de déceler les moindres traces d'ammoniaque consiste à préparer de la liqueur d'iodure double de mercure et de potassium et d'y ajouter de la potasse. On met un vase rempli d'acide sulfurique à 1/10 au-dessus de l'urine et le lendemain il suffit de verser une goutte de la solution préparée : sil y a de l'ammoniaque, il se forme un précipité.

Un autre procédé consiste à tremper un papier de tournesol dans l'urine, si elle contient de l'ammoniaque, le papier bleuit d'abord et redevient rouge restant exposé à l'air ou légèrement chauffé, à moins que l'urine ne contienne en même temps du carbonate de potasse ou de soude auquel cas le papier reste bleu.

Le dosage de l'ammoniaque peut être fait par le procédé de M. Rabuteau :

Il est fondé sur ce fait que les sels ammoniacaux se décomposent avec la plus grande facilité sous l'influence des hypochlorites, et que tout leur azote est mis en liberté. Comme l'urine contient de l'urée qui est aussi décomposée par l'hypochlorite de soude et donne de l'azote, il faut faire deux opérations pour évaluer la quantité d'ammoniaque que ce liquide pourrait contenir à l'état de liberté ou à l'état de combinaison.

On prépare d'abord de l'hypochlorite de soude en épuisant par l'eau récemment bouillie et froide 100 gr. de chlorure de chaux bien pulvérulent, puis en faisant dissoudre dans le liquide filtré 200 gr. de carbonate de soude cristallisé réduit en poudre, filtrant et lavant le carbonate de chaux qui s'est précipité et réunissant les liqueurs de manière à obtenir deux litres : on a ainsi une solution qui doit être conservée dans un vase bouché.

On prend 10 gr. d'urine par ex. : qu'on introduit dans un petit ballon de 200 centimètres cubes, puis on le remplit avec la solution d'hypochlorite de soude et on le ferme avec un bouchon muni d'un tube abducteur, dont l'extrémité s'engage sur une éprouvette graduée remplie d'eau. On chauffe jusqu'à ce qu'il n'y ait plus de dégagement de gaz, et l'on divise par 34 le volume d'azote qui occupe seul l'éprouvette.

Soit V le volume d'azote obtenu.

Ensuite on fait bouillir 10 gr. de cette urine avec 1 gr. de carbonate de soude : au bout de 5 minutes d'ébulition, il n'y a plus de composé ammoniacal. Les liqueurs filtrées et refroidies sont traitées comme précédemment par l'hypochlorite de soude. Soit V' le volume d'azote obtenu cette fois. La différence V — V' représente le volume d'azote provenant des composés ammoniacaux qui auraient existé dans l'urine. Or un volume d'azote obtenu correspond à 2 volumes d'ammoniaque ; il suffit donc de multiplier par 2 le volume d'azote obtenu pour avoir celui de l'ammoniaque. Si l'on a V — V' = O, l'urine ne renfermait pas de composé ammoniacal.

DÉPOTS.

Les réactifs chimiques sont utiles pour analyser et reconnaître les dépôts, mais le microscope est indispensable.

Le tableau suivant basé sur la réaction de l'urine donne
à peu près tous les dépôts que l'on peut rencontrer. Si l'on
examine un dépôt au microscope, on rencontre des corps
amorphes, des corps cristallisés et des corps organisés. Ces
derniers existent dans les urines, quelle que soit leur réaction,
les autres dépendent d'elles au contraire.

Réaction acide
- corps amorphes : urate acide de soude.
- corps cristallisés : acide urique. cystine.

Réaction neutre
- oxalate de chaux.
- phosphate de chaux.
- phosphate de magnésie.

Réaction alcaline
- corps amorphes : urates dans les urines fortement alcalines. phosphate de chaux.
- corps cristallisés : oxalate de chaux urate acide d'ammoniaque phosphate ammoniaco-magnésien..

Corps organisés se rencontrant dans les trois réactions
- dépôts muqueux.
- pus : Leucocythes. globules pyoïdes.
- globules sanguins.
- cylindres urinaires.
- cellules épithéliales.
- champignons.
- vibrions.
- spermatozoïdes.
- matière cancéreuse.

1° RÉACTION ACIDE

A. CORPS AMORPHES

Urate acide de soude. — Cet urate forme la plus grande partie des dépôts dans les urines à réaction acide.

1° *Par le microscope.* — On met un peu du liquide sur une plaque de verre, et on aperçoit une agglomération de grains très-petits ; si on chauffe légèrement, il y a dissolution, — de même si l'on traite par une goutte de potasse. En introduisant une goutte d'acide chlorhydrique entre la lame porte objet et le verre qui la recouvre, on voit apparaître bientôt des cristaux d'acide urique.

2° *Par les réactifs.* — Si l'on chauffe le dépôt placé dans un tube, il devient clair ; de même si on ajoute un peu de potasse.

·En ajoutant au liquide rendu alcalin un excès d'acide acétique et qu'on laisse reposer dix à douze heures, on a **un** dépôt d'acide urique.

On distingue les dépôts formés par l'acide urique libre de ceux produits par les urates en les traitant par l'eau chaude : les urates sont solubles et se dissolvent ; l'acide urique reste sans se dissoudre et peut être recueilli sur un filtre :

B. CORPS CRISTALLISÉS

Acide urique (pl. VI).

1° *Par le microscope.* — Si les cristaux sont mal définis, on les dissout avec un peu de potasse et on les traite par l'acide chlorydrique ; l'acide urique se dépose en cristaux très-nets ayant généralement la forme de tonneaux ou de rosaces.

2° *Par les réactifs.* — On met quelques cristaux sur un morceau de porcelaine, on ajoute un peu d'acide azotique fumant, on chauffe légèrement, il se forme un résidu qui, traité par l'ammoniaque, donne une coloration rouge magnifique : — c'est la réaction caractérisque de l'acide urique.

Cystine. — L'acide urique est soluble dans la potasse mais non dans l'ammoniaque, ce qui le distingue de la cystine. Le caractère principal de la cystine c'est qu'elle est soluble dans l'ammoniaque.

2° RÉACTION ALCALINE

A. CORPS AMORPHES

1° URATES (pl. VI).

Dans les urines fortement alcalines se rencontre des urates ; pour reconnaître les urates des phosphates, il suffit de chauffer, les urates sont dissous et non les phosphates. — Les phosphates sont solubles dans les acides et peuvent être reprécipités par l'ammoniaque, les urates se reconnaissent par la réaction de la murexide.

2° PHOSPHATE DE CHAUX (pl. VI).

1° *Par les réactifs.* — Les phosphates sont insolubles par la chaleur ou dans la potasse, solubles dans l'acide nitrique sans effervescence.

2° *Par le microscope.* — S'il n'y a pas de cristaux bien définis, on fait dissoudre une portion dans de l'acide nitrique étendu et on ajoute un excès d'ammoniaque : on reconnaîtra des cristaux penniformes de phosphate ammoniaco-magnésien et des granules de phosphate de chaux.

B. CORPS CRISTALLISÉS

1° Oxalate de chaux. (pl. VII.)

Rarement une quantité suffisante pour former un dépôt visible à œil nu.

1° *Par le microscope*. — L'oxalate de chaux se présente généralement sous la forme d'enveloppes de lettres ; il faut avoir soin de prendre un échantillon dans chaque couche du dépôt, car les cristaux sont souvent dans la couche moyenne ou supérieure.

2° *Par les réactifs*. — Ce qui caractérise l'oxalate de chaux et le distingue des phosphates, c'est qu'il est insoluble dans l'acide acétique.

2° Urate acide d'ammoniaque.

1° *Par le microscope*. — On aperçoit de petites sphères opaques étoilées ou garnies de quelques pointes semblables à des aiguilles : Si l'on met entre les deux lames de verre une goutte d'acide chlorhydrique, on voit se former des cristaux d'acide urique.

2° *Par les réactifs*. — Réaction de l'acide urique après avoir été traité par un acide : traité par un alcali, il dégage de l'ammoniaque.

3° Phosphate ammoniaco-magnésien. (pl VI.)

1° *Par le microscope*. — Les cristaux ont la forme de couvercle de cercueil.

2° *Par les réactifs*. — Solubles dans tous les acides, entr'autres dans l'acide acétique, ce qui le distingue de l'oxalate de chaux ; — insoluble dans la potasse et traité par la chaleur.

On reconnaît la présence des phosphates en ajoutant de

l'acide azotique et un peu de molybdate d'ammoniaque au dépôt dilué dans de l'eau distillée; par le chauffage, il se produit une couleur jaune caractéristique.

3° RÉACTION NEUTRE

Dans les urines neutres ou très-faiblement acides, on peut trouver de l'oxalate de chaux et des phosphates.

4° CORPS ORGANISÉS POUVANT SE RENCONTRER DANS L'URINE QUELLE QUE SOIT SA RÉACTION.

1° Mucus. (fig. 38, pl. VIII.)

Par le microscope. — On voit quelques cellules légèrement granuleuses, un peu plus grandes qu'un globule sanguin, clair-semées dans une substance transparente qui renferme quelques points granuleux : On rencontre aussi fréquemment quelques cellules épithéliales de la vessie ou de quelqu'autre partie de la muqueuse urinaire.

Par les réactifs. — L'acide acétique ajouté à de l'urine contenant du mucus produit un trouble ou augmente celui qui existait déjà. — L'acide chlorhydrique fait disparaître ce trouble s'il n'y a pas d'albumine. — L'acide azotique dilué le dissout ce qui le distingue de l'albumine.

2° Pus. (fig. 33, pl. VIII.)

Procédé très - simple pour distinguer entr'eux les urates, les phosphates et le pus, qui tous les trois forment souvent un précipité volumineux, dense, opaque, laissant surnager un liquide parfaitement clair ou plus ou moins trouble.

On prend une certaine quantité du dépôt dans un verre à réactif et on ajoute une solution de potasse égale à la moitié du volume du dépôt et on observe :

1° Aucun changement ne se produit, et alors le dépôt consiste entièrement en phosphates.

2° Le mélange devient transparent et très-filant ou visqueux, de sorte qu'il ne se laisse plus répandre en gouttes : dans ce cas on a affaire à du pus.

3° La solution de potasse peut rendre le mélange transparent, mais non visqueux, ce qui indique de l'urate de soude. Si la liqueur de potasse rend le mélange gélatiniforme sans le rendre transparent, il est probable qu'on a affaire à du pus et des phosphates (Beale.)

Les urines purulentes renferment une certaine quantité d'albumine. Le pus se rencontre souvent associé à du mucus pour former des dépôts muco-purulents plus ou moins visqueux et aussi à des cristaux de phosphates ammoniaco-magnésiens et à des cellules épithéliales.

L'urine purulente est d'un blanc opalin laiteux, opalescense due aux globules purulents. Elle s'éclaircit par le repos.

L'urine purulente est quelquefois acide, mais le plus souvent elle est alcaline et alors le dépôt qui se forme au fond du vase se compose de deux couches très-différentes : la couche supérieure est formée des globules purulents et a une couleur bleue mat opalin : cette couche est très-fluide : au-dessous une couche plus grisâtre formée par des phosphates.

Comme les globules du sang, ceux du pus se rencontrent intacts sous le microscope ou altérés et ayant dans ce cas les bords déchiquetés ; ils sont de 2 à 3 ^{mm} de mill. plus gros que les globules sanguins. Traités par l'acide acétique, on voit les noyaux apparaître (fig. 34, pl. VIII). Traités par l'ammoniaque, on voit les noyaux disparaître, et on a alors la consistance visqueuse du pus qui se trouve dans l'urine ammoniacale.

Quelquefois on peut reconnaître très-grossièrement le mucus du pus par ce procédé ; car le mucus ne donne pas cette viscosité :

Dans le liquide éclairci et surnageant sur le dépôt, il y a de la graisse, du mucus et surtout de l'albumine.

Les autres corps organisés se reconnaissent au microscope.

CORPUSCULES SANGUINS, LEUCOCYTHES ET GLOBULES PYOÏDES.

Les corpuscules sanguins sont de deux sortes, les rouges et les blancs ; les globules rouges sont beaucoup plus nombreux que les globules blancs dans le rapport de 1 à 355 : ils sont tantôt isolés, tantôt agglomérés par piles.

Vus de face, ils ont la forme de disques concaves au milieu et sur les deux faces : ils ont ordinairement 6 à 7 millièmes de millimètre de diamètre : vus de côté, ils ont la forme de lentilles biconcaves (fig. 36, pl. VIII).

Lorsqu'ils sont altérés, ils ont l'aspect chagrinés et crénelés sur les bords.

Par conséquent l'orsqu'on examine du sang à sa sortie d'une plaie ou d'un épanchement, il est facile, au moyen du microscope, de se rendre compte si le sang est épanché depuis un certain temps :

Outre les globules, on trouve des noyaux et des globulins :

Les globules blancs, moins nombreux, comme nous l'avons dit, que les globules rouges, peuvent cependant atteindre, dans la leucémie par ex., l'énorme proportion de 1 à 2.

Ils ont un aspect pâle, granuleux, et ont en moyenne 8 à 10 millièmes de millimètre de diamètre : ils sont sphériques, les contours sont légèrement crénelés ; lorsqu'on les traite par une goutte d'acide acétique, ils deviennent transparents, s'agrandissent un peu et laissent voir à leur centre 2 ou 3 petits noyaux; ils sont appelés leucocythes.

On les rencontre aussi dans le pus : ils y sont granuleux ou non. — Quelques globules traités par l'acide acétique ne donnent pas de noyaux, on les appelle des globules pyoïdes.

Il faut éviter de confondre les leucocythes avec des cellules épithéliales.

Cylindres urinaires (pl. XI, XII, XIII).

On peut rencontrer dans les urines :
    1° Des cylindres de mucine.
    2° Des cylindres fibrineux.
    3° Des cylindres épithéliaux.
    4° Des cylindres hyalins ou colloïdes.
    5° Des cylindres amyloïdes.

Généralement les cylindres que l'on rencontre dans le champ du microscope sont droits et proviennent de la partie droite des tubes rénaux; quelquefois ils sont curvilignes et proviennent de la partie courbe; si les cellules épithéliales sont cylindriques, on a généralement affaire à un tube provenant de la portion médullaire; si les cellules épithéliales sont pavimenteuses, elles proviennent de la portion contournée du tube rénal.

1° Cylindres muqueux (fig. 47, pl. XI).

Ce sont de simples tubes sans cellules épithéliales, se distinguant à peine de l'urine, étant seulement un peu plus réfringents, — composés de mucine, n'ont aucune utilité au point de vue du diagnostic. — On peut les rendre plus apparents en les colorant avec une solution ammoniacale de carmin.

2° Cylindres fibrineux.

Se rencontrent surtout dans les hématuries rénales; ils

ont tous les caractères chimiques et microscopiques de la fibrine; ils sont blancs jaunâtres, — ils sont recouverts de cellules épithéliales éparses.

3° CYLINDRES ÉPITHÉLIAUX.

Sont produits par desquamation de la partie droite des tubes rénaux; on doit les chercher au fond du vase dans les dépôts, ils sont quelquefois très-difficiles à trouver; les cellules épithéliales qui les recouvrent sont à peu près normales; on les rencontre dans la néphrite aigüe accompagnée de cellules épithéliales, de dépôt d'acide urique; ils sont généralement rectilignes.

On peut les rencontrer aussi à l'état normal, lorsque les reins ont été surexcités. — Ces cellules épithéliales peuvent subir la dégénérescence granuleuse, puis celle graisseuse.

Les urines albuminuriques vraies les contiennent généralement dans leurs sédiments.

4° CYLINDRES HYALINS OU COLLOÏDES.

Se rencontrent aussi dans les urines albuminùriques vraies; ils sont plûtot de forme curviligne que rectiligne; ils ont leurs extrémités coupées comme celle du verre; l'aspect est jaunâtre, la surface est généralement polie; elle contient quelquefois des fêlures, des rugosités qui sont dues tantôt à des globules sanguins, à des cellules épithéliales altérées ou non. — Comme leur nom l'indique, ils sont transparents comme du verre (hyalins), ou ayant l'apparence de la colle (colloïdes) et formés substance protéique.

5° CYLINDRES AMYLOÏDES OU CIREUX (fig. 49 et 53, pl. XI et XII).

Ne sont qu'une métamorphose des précédents : la matière protéique s'est transformée en matière amyloïde; — ils se rencontrent dans le même dépôt que les cylindres hyalins, ont un pouvoir très-réfringent et présentent le même aspect que ces derniers : ils se distinguent surtout par leur grande résistance aux réactions chimiques.

Si l'on ajoute un peu de solution aqueuse d'iode on a une teinte jaunâtre ou rouge dans le cylindre, — quelques gouttes d'acide sulfurique transforment cette teinte en violet rarement en bleu.

La plupart des cylindres s'accusent plus nettement quand on les traite par l'acide acétique. — Les cylindres sanguins et les cylindres calcaires que l'on rencontre quelquefois, ne sont que des composés des précédents.

CELLULES ÉPITHÉLIALES.

Les cellules épithéliales peuvent provenir : soit des reins, soit des uretères et de la vessie, soit du canal de l'urèthre, et chez la femme, du vagin.

Elles sont peu nombreuses dans les urines sucrées : il faut donc dans l'examen noter leur quantité, leur forme et leurs altérations.

(ª) CELLULES ÉPITHÉLIALES DU REIN.

Les cellules sont généralement pavimenteuses, à un ou deux noyaux sphériques et généralement aussi volumineuses : quelquefois on trouve un épithélium nucléaire sphérique représenté par les noyaux précédents. — Ce sont des cellules polyédriques ou plus souvent polygonales, aplaties, pourvues ou non d'un noyau ovale ou sphérique.

(ᵇ) CELLULES ÉPITHÉLIALES DES URETÈRES ET DE LA VESSIE
(fig. 40 et 41, pl. IX).

L'épithelium est mixte, c.-à-d. contenant les quatre

variétés de cellules épithéliales, la pavimenteuse dominant généralement, on a donc :

1° Des cellules nucléaires, c.-à-d. ayant tous les caractères des noyaux des cellules épithéliales mais libres au lieu d'être au centre d'une cellule.

2° Des cellules sphériques, qui, par leur pression mutuelle, peuvent devenir polyédriques.

3° Les cellules prismatiques à noyau ovale pourvu d'un à deux nucléoles. — Dans la prostate, les cellules sont prismatiques pourvues de cils vibratiles.

4° Les cellules parvimenteuses déjà décrites.

(c) CELLULES DU CANAL DE L'URÈTHRE.

L'épithélium est pavimenteux dans la fosse naviculaire, puis il tend à revêtir une forme prismatique ou cylindrique, dans les portions musculeuse et prostatique.

La muqueuse de l'urèthre de la femme offre les mêmes caractères que celle de l'homme. L'épithélium est pavimenteux, mince dans une étendue de 4 à 5 $^{mm.}$ à l'entrée de l'urèthre, plus loin il est prismatique.

Le vagin a aussi un épithelium pavimenteux (fig. 42 et 43, pl. IX.)

CHAMPIGNONS (fig. 46, pl. X).

Les champignons que l'on rencontre dans l'urine peuvent être dûs soit à la fermentation acide, soit à la fermentation ammoniacale, soit enfin à la fermentation alcoolique (levure de bière — glycosurie).

La première a lieu dans les urines normales acides abandonnées à elles-mêmes : ce sont des cellules parfois isolées parfois réunies bout à bout en série linéaire : on les trouve avec les dépôts d'urate de soude et d'acide urique.

La deuxième donne lieu à la transformation de l'urée en

carbonate d'ammoniaque, c'est un champignon du groupe des Torulacées.

La troisième se rencontre dans les urines diabétiques. — Ce sont des cellules rondes ou ovales ayant $0^{mm}007$ à $0^{mm}004$, et renfermant quelquefois un ou deux corpuscules plus petits — il peut se rencontrer aussi dans l'urine non sucrée.

VIBRIONS.

Les vibrions ont une forme soit linéaire, soit contournée et sont animés du mouvement brownien.

SPERMATOZOIDES (fig. 59, pl. XIV).

Ce sont des corps filiformes, mobiles, se composant d'une partie plus large et un peu aplatie qu'on appelle tête ou disque, et d'un long appendice plus étroit appelé queue, qui se termine par une pointe : leur longueur est de 0,05 de ^{mm}, ils ont des mouvements très-vifs.

Il faut surtout les rechercher dans les urines du matin, dans le dépôt — avec un grossisement de 400 à 500 diamètres.

CELLULES CANCÉREUSES (fig. 45, pl. X).

Il faut bien se rappeler que l'épithélium de l'uretère et quelques cellules vésicales ressemblent à celles du cancer : les cellules cancéreuses sont variables de forme et de volume et contiennent de la matière germinale en quantité plus ou moins grande.

CALCULS.

Les éléments chimiques des calculs sont les mêmes que ceux trouvés dans les sédiments :

Lorsqu'on veut analyser un calcul, on en prend un petit morceau que l'on réduit en poudre, on le place sur une lame de platine et on chauffe à la flamme d'une lampe à alcool ou d'un bec de gaz.

Si le calcul contient plusieurs couches, il faut prendre un morceau de chaque couche et l'analyser.

Le calcul réduit en poudre et chauffé laisse un résidu ou n'en laisse pas après avoir été chauffé au rouge mat.

S'il y a eu flamme pendant la calcination, on a eu affaire à des matières grasses ou à de la cholestérine (les deux sont solubles dans l'éther), ou à de la cystine, qui est soluble dans l'ammoniaque.

1° Pas de résidu après la calcination. Calculs combustibles.
- Acide urique.
- Urate d'ammoniaque.
- Xanthine.
- Cystine.

2° Résidu après la calcination. Le résidu est plus ou moins considérable.

- Urate de soude,
- — de chaux,
- — de magnésie
- Oxalate de chaux
  — Résidu terreux plus faible que la quantité analysée.

- Phosphate de chaux,
- Phosphate ammoniaco-magnésien,
- Carbonate de chaux.
  — Résidu terreux égal à la quantité analysée.

Le phosphate de chaux mélangé à du phosphate ammoniaco-magnésien est fusible.

1° CALCULS NE DONNANT PAS DE RÉSIDU APRÈS LA CALCINATION.

(a) *Acide urique.* — Réaction de la murexide, en traitant par l'acide nitrique et l'ammoniaque : ces calculs sont très-fréquents, ils sont assez durs, assez polis et d'une couleur qui varie du jaune au rouge : ils sont rarement blancs (pl. VI, fig. 19, 20, 21).

(b) *Urate d'ammoniaque.* — Dégagement de vapeurs ammoniacales quand on chauffe avec de la potasse.

Réaction de la murexide. — La différence entre l'acide urique et l'urate d'ammoniaque consiste dans la solubilité de ce dernier dans l'eau bouillante.

(c) *Xanthine.* — Ces calculs sont excessivement rares ; couleur jaune brun, se dissolvent dans la potasse caustique avec une coloration rouge foncée.

(d) *Cystine.* — Calculs mous, couleur jaune mate, solubles dans l'ammoniaque.

2° CALCULS LAISSANT UN RÉSIDU PLUS OU MOINS CONSIDÉRABLE APRÈS CALCINATION.

Les Urates sont solubles dans l'eau bouillante : on évapore à siccité le liquide filtré ou calciné, et on recherche les bases.

(a) *Urate de soude.* — Caractères généraux des urates, — réaction de la murexide ; — la soude laisse sur la lame de platine une marque comme quelque chose de fondu ; la soude entre en fusion ; coloration de la flamme en jaune : donne un précipité blanc instantané avec l'antimoniate de potasse de Frémy (pl. VI, fig. 22).

(ᵇ) *Urate de chaux.* — Réaction de la murexide. — On additionne la liqueur d'acétate de soude en excès et on traite par l'oxalate d'ammoniaque, il se fait de l'oxalate de chaux. — L'urate de chaux est infusible, il reste du carbonate de chaux après l'incinération, carbonate de chaux reconnaissable à son effervescence au contact d'une goutte d'acide.

(ᶜ) *Urate de magnésie.* — Réaction de la murexide. — Pour la magnésie — le résidu se dissout dans l'acide sulfurique avec effervescence, et donne avec le phosphate de soude ammoniacal un précipité de phosphate ammoniaco-magnésien.

(ᵈ) *Oxalate de chaux.* — (Calculs muraux) Laisse un résidu considérable après calcination, — noircit par l'incinération en se transformant en carbonate, — donne un précipité blanc avec l'ammoniaque; — il est soluble sans effervescence dans tous les acides, excepté dans l'acide acétique (pl. VII, fig. 26, 27, 28, 29, 30, 32).

La poudre noirâtre produit de la calcination, étant traitée par une goutte d'acide, produira de l'effervescence par suite de la transformation de l'oxalate de chaux en carbonate.

(ᵉ) *Phosphate de chaux et phosphate ammoniaco-magnésien.* — Se rencontrant ordinairement ensemble dans le même calcul, ils sont appelés calculs fusibles : mais le phosphate de chaux étant infusible, la fusion du calcul dépend de la proportion des autres phosphates.

Phosphate de chaux. — Les calculs de phosphate de chaux ne perdent pas de leur volume après la calcination ; ces fragments calcinés sont solubles dans les acides minéraux sans effervescence : si l'on verse de l'acide acétique concentré et puis un peu d'oxalate d'ammoniaque, on obtient un précipité d'oxalate de chaux (manière de reconnaître la chaux). — Le phosphate de chaux précipite par l'ammoniaque à l'état de granules amorphes ou de cristaux. (Dʳ Hassall). (Pl. VI et VII, fig. 23 et 31.)

5..

Phosphate ammoniaco-magnésien. — Se dissout dans tous les acides; il est très-fusible; — reprécipité de sa dissolution par l'ammoniaque, il donne les cristaux en forme de cercueil; — il présente à la fois les réactions de l'ammoniaque et les réactions des phosphates (pl. VI, fig. 24 et 25).

(ʳ) *Carbonate de chaux.* — Soluble avec effervescence dans les acides, — précipité de sa dissolution acide par l'oxalate d'ammoniaque à l'état d'oxalate de chaux.

APPENDICE

J'indiquerai ici les procédés pour reconnaître et doser certains principes que l'on rencontre dans l'urine, qu'il peut être utile quelquefois de connaître, mais dont les modifications ne sont pas encore bien étudiées.

ACIDE HIPPURIQUE.

Les cristaux d'acide hippurique ressemblent baucoup à ceux de phosphate ammoniaco-magnésien ; ces derniers ne se rencontrent que dans les urines alcalines, les autres dans les urines acides : un acide dissout les premiers et non les seconds.

Procédé d'analyse : on fait bouillir jusqu'à consistance sirupeuse un demi litre d'urine ; on ajoute 20 à 25 gouttes d'acide chlorhydrique : les urates et les hippurates sont précipités ; on en forme une solution éthérée en ajoutant de l'éther additionné de 10 p. d'alcool absolu au liquide sirupeux. Les cristaux d'acide hippurique s'obtiennent en faisant évaporer cette liqueur éthérée. — La séparation des acides urique et hippurique a lieu en traitant par l'alcool bouillant qui dissout l'acide urique, l'autre acide est recueilli sur un filtre.

INOSITE.

Le procédé à suivre le plus simple a été indiqué par Gallois.

On prend 30 à 60 grammes d'urine débarrassé d'albumine, que l'on traite par une solution saturée d'acétate neutre de plomb jusqu'à ce qu'il ne se forme plus de précipité ; on filtre ; on traite le liquide filtré par une solution d'acétate de plomb basique qui précipite l'inosite sous forme d'une combinaison avec le plomb ; on laisse reposer 24 heures ; on décante et le précipité est lavé avec de l'eau distillée jusqu'à ce qu'il n'y ait plus de partie soluble ; on ajoute soixante grammes d'eau distillée et on fait passer un courant d'hydrogène sulfuré qui précipite le plomb ; on filtre et on fait évaporer jusqu'à siccité le liquide filtré ; au résidu presque sec on ajoute une goutte de nitrate mercureux ; on chauffe, et le liquide prend une belle coloration rosée, s'il renferme de l'inosite.

Si l'urine est sucrée on prend une solution d'acétate de plomb tribasique au lieu d'acétate basique, et on lave le précipité aussi longtemps qu'il y a du sucre, ce dont il est facile de s'assurer par les réactifs ordinaires.   (Harley.)

On peut très-bien pour déceler l'inosite agir plus rapidement : On prend quelques grammes et on évapore jusqu'à consistance sirupeuse, et sous l'influence d'une ou deux gouttes de nitrate mercureux on obtient un précipité jaunâtre, qui chauffé légèrement donne une couleur rosée, disparaissant par le refroidissement et reparaissant par la chaleur :

NITRATE MERCUREUX.
{ 1 partie de mercure.
{ 2 parties d'acide nitrique.
{ Dissoudre et ajouter une partie d'eau.

CRÉATININE.

Il faut opérer sur 3 à 400 grammes d'urine.

On neutralise l'urine avec de l'eau de chaux.

On précipite les phosphates avec une solution de chlorure de calcium.

On laisse reposer 2 heures ; — on filtre — et on évapore jusqu'à consistance sirupeuse : après le refroidissement, il s'est formé un dépôt, on décante la liqueur surnageant et on verse dans cette liqueur quelques gouttes d'une solution concentrée de chlorure de zinc. — On agite, on obtient des chlorures de créatinine et des chlorures de créatine, on dissout cette combinaison cristallisée dans de l'eau chaude et on ajoute un peu d'oxyde de plomb hydraté : on filtre et on fait bouillir la liqueur surnageant avec du noir animal, on évapore ; la créatine et la créatinine se cristallisent.

TABLE DONNANT IMMÉDIATEMENT LE RÉSULTAT DE L'ANALYSE.

(Voir l'explication, p. 46.)

A. DE 1 A 12 GOUTTES.

	1	2	3	4	5	6	7	8	9	10	11	12
	gr.	gr.	gr.	gr.	gr.	gr.	gr.	gr.	gr.	gr.	gr.	gr.
XVIII..	180	90	60.00	45.00	36.00	30.00	25.71	22.50	20.00	18.00	16.36	15.00
XIX....	190	95	63.33	47.50	38.00	31.67	27.14	23.75	21.11	19.00	17.27	15.83
XX.....	200	100	66.67	50.00	40.00	33.33	28.57	25.00	22.22	20.00	18.18	16.67
XXI....	210	105	70.00	52.50	42.00	35.00	30.00	26.25	23.33	21.00	19.09	17.50
XXII...	220	110	73.33	55.00	44.00	36.67	31.43	27.50	24.44	22.00	20.00	18.33
XXIII..	230	115	76.67	57.50	46.00	38.33	32.86	28.75	25.55	23.00	20.91	19.17
XXIV...	240	120	80.00	60.00	48.00	40.00	34.28	30.00	26.66	24.00	21.82	20.00

B. DE 13 A 24 GOUTTES.

	13	14	15	16	17	18	19	20	21	22	23	24
	gr.	gr.	gr.	gr.	gr.	gr.	gr.	gr.	gr.	gr.	gr.	gr.
XVIII...	13.85	12.85	12.00	11.25	10.59	10.00	9.47	9.00	8.57	8.18	7.83	7.50
XIX....	14.61	13.57	12.67	11.87	11.18	10.55	10.00	9.50	9.05	8.64	8.26	7.92
XX.....	15.38	14.28	13.33	12.50	11.76	11.11	10.53	10.00	9.52	9.09	8.69	8.33
XXI....	16.15	15.00	14.00	13.12	12.35	11.67	11.05	10.50	10.00	9.55	9.13	8.75
XXII...	16.92	15.71	14.67	13.75	12.94	12.22	11.58	11.00	10.48	10.00	9.56	9.17
XXIII..	17.69	16.43	15.33	14.37	13.53	12.78	12.10	11.50	10.95	10.45	10.00	9.58
XXIV...	18.46	17.14	16.00	15.00	14.12	13.33	12.63	12.00	11.43	10.91	10.43	10.00

TABLE DES MATIÈRES

RÉSUMÉ DE L'ANALYSE D'UN CALCUL

Réduire un petit fragment en poudre très fine, le placer sur une lame de platine, chauffer :

1° Il y a flamme :

- Soluble dans l'éther. { *Matières grasses.* / *Cholestérine.*
- Soluble dans l'ammoniaque. — Odeur nauséabonde. — Flamme vert bleuâtre. Se reformant après l'évaporation de la solution en belles lames hexagonales. { *Cystine.*

2° Il n'y a pas de flamme :

Pas de résidu après calcination.

- Réaction de la murexide.
  - Pas de dégagement d'ammoniaque. | *Acide urique.*
  - Dégagement d'ammoniaque. | *Urate d'ammoniaque.*
- Pas de réaction de la murexide.
  - Insoluble dans le carbonate de potasse. — *Xanthine.*
  - Soluble dans la potasse caustique. — Odeur de corne brûlée. { *Fibrine.*
  - Précipité par le cyanoferrure de potassium.

Résidu après calcination.

Faible. — Réaction de la murexide. — Urates. — Rechercher les bases.

- Soude. — Laisse une trace de matière fondue sur la lame.
- Chaux. — Dissous dans un acide et traité par l'oxalate d'ammoniaque, donne des critaux d'oxalate de chaux.
- Magnésie. — Se dissout avec effervescence dans l'acide sulfurique. Donne un précipité de phosphate ammoniaco-magnésien, avec le phosphate de soude ammoniacal.

Considérable.

- Effervescence avec une goutte d'acide ajoutée au résidu. — Insoluble dans l'acide acétique. { *Oxalate de chaux.*
- Pas d'effervescence. — Le résidu est dilué dans un acide et traité par l'ammoniaque.
  - Précipité de granules amorphes. { *Phosphate de chaux.* { La chaux se reconnait à ce que, diluée dans un acide et traitée par l'oxalate d'ammoniaque, elle donne un précipité d'oxalate de chaux.
  - Précipité de cristaux en forme de cercueil. { *Phosphate ammoniaco-magnésien.*

Si le calcul est formé de carbonate de chaux, on a l'effervescence avec une goutte d'acide avant de soumettre à la chaleur, ce qui indique la présence de l'acide carbonique. La chaux se reconnait comme précédemment.